Ursula Barbara Schubert
Franz Wolfgang Neutzler

# Fasten
# und
# Essen

## Gesundheit für Körper, Geist und Seele

Verlag PETER ERD · München

CIP-Titelaufnahme der Deutschen Bibliothek

**Neutzler, Franz W.:**
Fasten und Essen : [Gesundheit für Körper, Geist und Seele] /
Franz W. Neutzler ; Ursula B. Schubert. – München : Erd, 1991
ISBN 3–8138–0210–8
NE: Schubert, Ursula B.:

Umschlaggestaltung: Barbara Klauer
Zeichnungen: Michael Blazek
Lektorat: Hans Freundl

Satz: Utesch Satztechnik, Hamburg
Druck und Verarbeitung: Wiener Verlag, Himberg
Printed in Austria
ISBN 3-8138-0210-8

# Inhalt


9 **Erste Worte**

11 **Vorstellung der Autoren**

14 **Das Prinzip des Fastens**
Der Begriff »Fasten« · Die Polarität Fasten und Essen · Angst vor dem Fasten · Fasten und Bewußtheit · Fasten in der Vergangenheit · Fasten heute

23 **Was geschieht im Körper?**
Eine Vision: Wie Menschwerdung geschieht · Der Idealzustand des Körpers · Die sieben Körper des Menschen · Die Chakren · Die Meridiane · Der physische Körper – die Organsysteme des Menschen · Die zweite Vision: Die Verschlakkung des heutigen Menschen · Wie entsteht Krankheit? · Die Ablagerungen im Körper · Das Ausscheidungssystem · Die Umstellung auf Eigenversorgung · Die Homöostase des Körpers · Verjüngung und Heilung

55 **Was geschieht im geistig-seelischen Bereich?**
Der Begriff »Krankheit« aus geistig-seelischer Sicht · Schattenbearbeitung · Die Bedeutung der Leber · Erlöstes Saturn-Prinzip

59 **Was können wir durch Fasten gewinnen?**
Bewußtwerdung · Neubeginn · Veränderungen im geistig-seelischen Bereich · Veränderungen im körperlichen Bereich

69 **Der Zeitpunkt des Fastens**
Der Idealfall · Arbeit/Freizeit · Frühjahr/Herbst · Wenn die Hose zu eng wird · Nach ausgiebigen »Entgleisungen« · Krankheit · Regeneration · Zur »Therapiebegleitung« · Nach innerem Bedürfnis

78 **Vorbereitung zum Fasten**
Bewußtes Lossagen · Informationen sammeln · Wie will ich fasten? · Zeitplan aufstellen · Medikamente und Genußgifte · Einkaufszettel und Einkaufen · Reinen Tisch machen · Die Entlastungstage · Darmreinigung

91 **Die ersten drei Fastentage**
Umstellungsschwierigkeiten · Wann hört der Hunger auf? · Abführen · Trinken · Mahlzeiten während des Fastens · Die Gestaltung der Tage · Schlafen · Mund- und Hauptpflege · Sexualität und Fasten

100 **Längeres Fasten**
Gibt es eine Idealdauer? · Wann ist Fasten notwendig? · Was nehme ich während der längeren Fastenzeit zu mir? · Die Fastenkrisen

108 **Unterstützende Maßnahmen beim Fasten**
Maßnahmen, die du selbst durchführen kannst: Kleine Hilfen · Maßnahmen, die du selbst durchführen kannst: Große Hilfen · »Besondere Hilfen« · Einige Pflegetips · Die sieben Heilkundigen · Maßnahmen, zu denen du Hilfe benötigst: Einige Formen von Energie- und Körperarbeit

132 **Fastenbrechen und Aufbauzeit**
Länge der Aufbauzeit · Neubeginn · Traditionelles Fastenbrechen · Fastenbrechen – ein Fest, ein Ritual · Deine neue Essensordnung · Disziplin, die zur Freiheit führt · Darmentleerung · Letzte Gedanken zum Fastenbrechen

139 **Fasten/Essen und Sexualität**
Sexualität, ein Spiegel unserer Lebensenergie · Veränderun-

gen, die durch Fasten und Essen auftreten · Sensibilisierung und Erlebnisfähigkeit ·Tantra · Das Venusprinzip

146 **Das Prinzip des Essens**
Energiezufuhr von außen · Essen und Gemeinschaft · Sich öffnen für das Außen · Tod ohne Nahrung · Leben ohne Nahrung

153 **Was geschieht im Körper?**
Die chemisch-analytische Betrachtungsweise · Wozu dienen Vitamine und Mineralstoffe? · Wasser · Über die Aufnahme und die Verwertung der Stoffe im Körper · Vitalität in der Nahrung · Was geschieht beim Kochen? · Welche Vorteile hat rohe Nahrung?

165 **Was geschieht im geistig-seelischen Bereich?**
Die Auseinandersetzung mit der »Außenwelt« · Ablagerungen von »geistig-seelischen Schlacken« · Klarheit der Gedanken und Gefühle

171 **Geistiges Prinzip der einzelnen Bausteine der Ernährung**
Haben alle Menschen eine Stoffwechselstörung? · Die Bedeutung des Wassers · Der Säure-Basen-Haushalt · Mineralstoffe · Vitamine · Eiweiß, Fette, Kohlenhydrate und Vitalstoffe

190 **Die Prinzipien der einzelnen Lebens- und Nahrungsmittel**
Milch und Milchprodukte · Fleisch und Fleischprodukte · Kartoffeln · Getreide · Nudeln · Brot · Süßigkeiten · Gewürze · Gemüse · Obst

203 **Die Prinzipien verschiedener Ernährungsformen**
Zivilisationskost · Schonkost, Breikost, Diät, Fast food · Makrobiotik · Ayurwedische Küche · Waerland-Kost · Bircher-Benner · Vollwerternährung · Vegetarismus · Verschiedene Rohkostarten

**213 Prometheus: Griechische Mythologie und Ernährung**

**219 Letzte Worte**

**222 Literaturhinweise**
Unsere Vision vom Menschsein

# Erste Worte

Seit vielen Jahren beschäftigen wir uns mit esoterischen Studien, aber noch viel länger beschäftigen wir uns mit Essen. Einmal dadurch, daß wir, wie wohl die meisten Menschen, von Geburt an daran gewöhnt wurden, zum anderen, weil wir die Sinnenfreuden beim Essen sehr genießen. Ursula überraschte viele Gäste mit ausgefallenen Speisen, denn Kochen war ihr Hobby. Franz Wolfgangs erster Beruf war Koch. Schon mit sieben Jahren war dies sein »Traumberuf«. Aus dieser Zeit stammt auch eine winzige Schürze, die er noch lange zur Erinnerung behielt. Unsere erste Zusammenarbeit erlebten wir in gemeinsam durchgeführten Kochkursen. Der Körper und seine Bedürfnisse waren und sind für uns ebenso wichtig wie sein geistiger Inhalt, denn er ist im Ursprung reiner Geist.

Viele Menschen sind der Meinung, Spiritualität und Esoterik führten grundsätzlich von der Materie weg. Es verwundert uns immer wieder, wie sehr in manchen Kreisen die Körperlichkeit und das Dunkle geradezu abgelehnt werden. Unsere Sicht ist, daß wir die Göttlichkeit in und mit unserem Körper erlösen und damit in unserem Leben sichtbar machen können, also im Hier und Jetzt. Der Körper ist Tempel der Seele, und für seinen Zustand ist jeder verantwortlich. Du bist der Baumeister dieses Tempels und kannst ihn jederzeit umgestalten.

Eine Möglichkeit, die Spiritualität in die Materie zu bringen, ist »das bewußte Fasten und Essen«. Damit kannst du eine Fülle von Erfahrungen machen, diese können hinreichen bis zu Erleuchtungserlebnissen. Aber es gehört auch viel Arbeit an der eigenen Persönlichkeit dazu, diesen Weg zu gehen. Es ist ein esoterischer Weg, und ein solcher fordert immer den Einsatz des ganzen Menschen, der bereit ist, die Verantwortung für sich und sein Leben selbst in die Hand zu nehmen.

Solltest du nur daran interessiert sein, Informationen zu sammeln, wird dir dieses Buch auch weiterhelfen, denn es beinhaltet eine Fülle von Informationen. Es ist jedoch nicht Ziel dieses Buches, nur reines Wissen zu vermitteln. Es ist ein Buch, das aus der Erfahrung entstanden ist und das dich ermuntern will, deine eigenen Erfahrungen zu machen. So kannst du Spiritualität in deinem Leben verwirklichen.

Dieses Buch hat eine jahrelange Vorgeschichte. Es hat also schon eine Vergangenheit, wenn wir es einmal auf Zeit und Raum beziehen, obgleich das Schreiben nur wenige Wochen in Anspruch genommen hat. Viele Ausbildungen, eigene Prozesse, dann Kurse, Fastenseminare und Selbsterfahrungsgruppen, die wir abgehalten haben, gingen der Zeit des Schreibens voraus.

Eines Tages wußten wir beide, daß der Zeitpunkt gekommen war, dieses Buch für dich zu schreiben. Wir haben es natürlich auch für uns geschrieben, denn es zeigt einen Teil unseres Bewußtwerdungsprozesses, den wir uns dabei noch einmal betrachteten. Es war zu diesem Zeitpunkt, als ob Schleusen eines Stausees geöffnet wurden und das Wasser nun endlich auf Reisen gehen konnte, wieder dem Meer entgegen.

Wir danken allen Menschen, mit denen wir unsere Erfahrungen sammeln konnten und die uns dazu verhalfen, unser Wissen zu bereichern.

Jetzt kannst du daran teilhaben. Wir laden dich herzlich dazu ein.

Wir wählten als Anrede das Du, denn die Seele will gedutzt werden. Unsere Seelen kennen sich und sind sehr vertraut miteinander. Und all das, was in und zwischen den Zeilen steht, ist nicht nur für deinen Verstand, sondern auch für deine Seele bestimmt.

# Vorstellung der Autoren

Lieber Leser,

in dem Augenblick, in dem du dieses Buch in die Hand genommen und dich entschieden hast, es zu lesen oder zu kaufen, bist du mit uns in Resonanz getreten. Nun nimmst du Anteil an unserem Wissen, an unseren Erfahrungen, an unserem Weltbild, du stellst dich auf unsere Schwingungen ein. Du wirst hinterher, wenn du dieses Buch gelesen hast, nicht mehr der Mensch sein, der du vorher warst.

Du fragst dich vielleicht: »Wer sind diese Menschen, die hier über ein Thema schreiben, das mich sehr interessiert?« Deshalb möchten wir uns hier vorstellen, damit du dir ein Bild von uns und unserem Leben machen kannst.

Ursulas Aszendent steht im Zeichen des Zwillings und ihre Sonne im Skorpion. Ihr Weg führte durch viel Leid und Angst. Die schon in früher Kindheit auftretenden Phänomene, Sehen und Fühlen von Dingen, die andere nicht wahrnehmen, wurden nicht verstanden und als »Kranksein« deklariert. Die Umwelt ängstigte sich davor, was dazu führte, daß sich Ursula auch nicht für »normal« hielt. Aus Angst sprach sie nicht mehr über ihr Wissen. In vielen Jahren waren die Natur, Tiere und Pflanzen ihre engsten Freunde und wurden ihre Lehrer. Ausbildungen in Yoga und Meditation verhalfen ihr zu ihrem inneren Gleichgewicht. Es folgten Studien in Ernährungswissenschaft, geistigen Heilweisen und esoterischen Disziplinen. Heute ist sie dankbar dafür, daß sie ihre Fähigkeiten aus der Kindheit nicht verloren hat und in ihrem Leben und Beruf integrieren kann.

Wolfgangs Weg begann mit einigen Ausbildungen in der »rationalen Welt«. Koch, Kellner, Studium der Betriebswirtschaft und später Krankenpflege befähigten ihn dazu, als Personalleiter und danach als Leiter eines Altenheimes tätig zu sein. Dies allein befriedigte den Schützen mit Schütze-Aszendenten auf Dauer jedoch nicht. Er wurde früh zu Religionswissenschaft und Philosophie geführt, später folgten esoterische Studien in Kabbala, Astrologie und Tarot. Parallel dazu bildete er seine Intuition aus. Wolfgang ist sehr glücklich, daß er nun den Platz gefunden hat, wo er all sein Wissen und Können voll einsetzen kann.

Wir haben uns kennengelernt, als wir uns beide in starken Umbruchsphasen unseres Lebens befanden. In der Astrologie weiß man um die Wirksamkeit von Uranus-Auslösungen. Gemeinsam hielten wir dann Kurse über Ernährung, Fasten, Tarot, Autogenes Training und Meditation ab und absolvierten beide eine Heilpraktikerausbildung. Weitere Fortbildungen in Reiki, Touch for Health/Kinesiologie, Farb- und Edelsteintherapie, Trance- und Energiearbeit ließen den Wunsch entstehen, neben der Heilpraxis auch ein Zentrum zu gründen. Hier können wir nun unser Wissen in Selbsterfahrungsgruppen und Seminaren mit anderen teilen. Aus dieser Arbeit in Gruppen und auch in Einzeltherapien entstanden und entstehen unsere Bücher und Kassetten.

## Der Weg

Viele gingen vor dir
und hatten diese Gedanken.
Die vor dir gingen
hatten diese Sicht.
Und doch sind
deine Gedanken auf dem Weg
neue Gedanken.
Und dein Sehen
ist eine neue Sicht.
So geht es jedem
auf diesem Weg.

# Das Prinzip des Fastens

Zuerst wollen wir dir erklären, was wir mit dem Begriff »Fasten« meinen. Wir halten es für sehr wichtig, daß du dies weißt, damit du auch Verständnis hast für das; was wir später in diesem Buch ausführen.

## Der Begriff »Fasten«

Fasten ist der *bewußte* Verzicht auf Nahrung, mit der Betonung auf »bewußt«.

Wenn dir dein Arzt oder Heilpraktiker gesagt hat, daß du fasten sollst, weil es für dich gesund ist oder damit du abnimmst, und du fastest deshalb, dann ist dies in unserem Sinn kein Fasten mit Bewußtheit. Dies meint immer, sich über das Fasten auch Gedanken zu machen. Daß du dieses Buch liest, bedeutet aber schon, daß du bewußt fasten willst.

Ein zweiter wichtiger Punkt ist, daß du *freiwillig* fastest. Wenn du also nichts essen kannst, weil dein Zahnarzt dir drei Backenzähne gezogen hat, dann ist es mit deiner Freiwilligkeit nicht weit her.

Als drittes meinen wir noch, daß du einen *geistigen Sinn* im Fasten sehen solltest, denn nur dann ist die Wirkung des Fastens auch von Dauer.

Die *Bewußtheit*, die *Freiwilligkeit* und die *Sinnhaftigkeit* gehören also dazu, damit Fasten zu einem Heilfasten wird, nur dann wirst du danach ein Stück heiler sein, als du vorher warst.

# Die Polarität Fasten und Essen

Am Anfang war die Undifferenziertheit oder das Chaos. Es gab weder Tag noch Nacht, noch Wasser und Erde – alles war eins. Und Gott sprach: »Es werde Licht.« Und es ward Licht. Aber mit dem Licht ward gleichzeitig die Dunkelheit, es gab nun Tag und Nacht. In diesem Augenblick entstand die erste Polarität.

Dadurch, daß ein Teil der Undifferenziertheit, etwas, das in der Vollkommenheit unsichtbar beinhaltet war, in Erscheinung trat, begann sich ein Teil der Vollkommenheit zu spiegeln. So entstanden die ersten zwei großen Naturgesetze. Diese entsprechen in der hermetischen Philosophie den ersten beiden Gesetzen:

1. *Wie oben, so unten.* Alles, was hier unten ist, hat seine Entsprechung im Oben.
2. *Alles, was in Erscheinung tritt, ist polar.* Alles, was beginnt, sich zu manifestieren, zu existieren, hat also einen zweiten Pol, ist in der Welt der Formen nicht als Einheit darstellbar. So erscheint unsere ganze Welt, unser ganzer Kosmos, in Polaritäten.

Auf dieser Welt setzen wir uns also ständig mit Polaritäten auseinander. Es gibt hell und dunkel, Tag und Nacht, innen und außen, und so gibt es auch Fasten und Essen. Die Neigung des Menschen besteht nun darin, nur einen Pol betrachten zu wollen. Gefördert wird diese Neigung natürlicherweise dadurch, daß wir mit unseren fünf äußeren Sinnen nicht gleichzeitig beide Pole wahrnehmen können. Wir sehen eben nur die Dunkelheit oder das Licht, wir essen, oder wir fasten. Wir können uns eine Münze nur von der Vorderseite betrachten oder von der Rückseite, wenn wir nach oben schauen, sehen wir nicht gleichzeitig, was unten ist. Sicher fallen dir hierzu noch viele Beispiele ein.

Wir wenden uns in der Regel immer dem scheinbar angenehmeren Pol zu, und dies wird uns dann zum Problem, denn der andere Pol rutscht dabei, wenn er nicht beachtet wird, immer mehr ins Unbewußte, ins Dunkle. So bezeichnen die Esoterik und die Psychologie diesen Bereich auch sinnigerweise als »die Schatten« oder »die Schattenproblematik«.

Mit deinen fünf äußeren Sinnen erkennst du immer nur einen

Teil der Polarität. Du hast aber die Möglichkeit, die beiden Pole mit deinen äußeren Sinnen nacheinander zu erleben. Dies ist allerdings anstrengend und bedarf einiger Eigenaktivität. Du kannst auch Hilfsinstrumente benutzen, zum Beispiel einen Spiegel, den du hinter einen Fernseher stellst, um gleichzeitig die Rückseite zu betrachten. Doch schon ist ein weiteres Problem entstanden. Du siehst nur das Äußere, nicht das Innere. Selbst wenn du es mit anderen Hilfsmitteln fertigbringst, das Innere des Fernsehgerätes auch noch gleichzeitig zu sehen – es fehlt dir immer noch das Programm.

Doch kommen wir zurück zu den Polen Fasten und Essen. Auch hier beschäftigen sich die meisten Menschen nur mit dem einen Pol, dem Essen. Der andere Pol, das Fasten, gerät immer mehr in das Schattendasein. Das war nicht immer so. Doch in unserer modernen Zivilisation ist es vielfach verpönt, zu fasten. Es wird als unnütz angesehen. Damit ist diese Polarität nicht ausgeglichen, sie tendiert einseitig zu dem Pol Essen hin. Wir haben uns im Laufe der Jahre, der Jahrhunderte, immer mehr in diesen einen Pol begeben, man kann sogar sagen, immer mehr verstrickt. Wichtig ist nun, zu erkennen, wann die Verstrickung am größten ist, denn spätestens dann ist es notwendig, sich dem anderen Pol zuzuwenden. Jedoch kannst du dich jederzeit dazu entscheiden, beide Pole im harmonischen Wechsel schon früher in dein Leben zu integrieren. Eine Möglichkeit, den Weg zu deiner inneren Ordnung zu finden, ist das Fasten. Bewußtes Fasten und Essen unterstützen auch intensiv den Individuationsweg.

## Angst vor dem Fasten

Und wie sieht es bei dir aus? Hast du bisher das Fasten abgelehnt? Hast du Angst vor Entbehrung, Angst vor dem Hunger? Hast du Angst davor, daß dir bestimmte Vitamine, Mineralstoffe und Spurenelemente im Körper fehlen könnten, gar davor, daß du sterben könntest? Vielleicht lächelst du jetzt bei diesen Fragen, doch die sind gar nicht so abwegig. Höre einmal eine Zeitlang in dich hinein, vielleicht spürst du dann deine Ängste. Eine andere Form, diese Ängste zum Ausdruck zu bringen – und diese Form ist bedeutend häufiger – ist, die Ängste nach außen zu projizieren. Dann triffst du Menschen, die dir die größten Schauermärchen über das Fasten erzählen. Menschen, die dir klarmachen wollen, wie schädlich das Fasten ist. Das können auch Heilkundige oder Ernährungsspezialisten sein oder ein Mensch mit einem Titel wie Doktor oder Professor. Es ist wichtig, daß du deine Angst spürst, wenn du sie hast. Diese Angst ist durchaus etwas ganz Normales, denn Angst ist der kleine Bruder von Bewußtheit. Wenn es um Bewußtwerdungsprozesse geht, ist immer Angst mit im Spiel. Die Angst vor dem Ungewissen: Was werde ich erleben? Kann da etwas passieren? und vieles mehr. Unbewußtes, das in dein Bewußtsein drängt, verursacht dir immer auch Angst. Angst ist aber letztendlich die Weigerung, etwas erkennen zu wollen.

Ängste kannst du auf verschiedene Arten bewältigen. Du kannst sie dir bewußt machen, sie bearbeiten und dann angstlos den nächsten Schritt unternehmen. Du kannst in deiner Angst stekkenbleiben und dich dadurch verengen. Das führt letztendlich nicht nur zu einem Stillstand in deiner Entwicklung, sondern zu einem Rückschritt. Du gehst dann weiter in die Unbewußtheit hinein, wirst krank, erleidest Schicksalsschläge und vieles mehr. Eine dritte Möglichkeit ist, dich vehement gegen das zu wehren, wovor du Angst hast. Das machen all die, die Fasten grundsätzlich ablehnen, es aber womöglich noch nie ausprobiert haben. Das passiert auch bei Heilkundigen und Ernährungswissenschaftlern häufiger, als du denkst.

Wenn dir diese Zeilen einmal richtig bewußt geworden sind, dann wirst du, so wünschen wir dir von Herzen, deine Angst betrachten können. Leider haben die meisten Menschen verlernt, auf ihre Gefühle zu achten. Also, mache dir auch dann Gedanken zu diesem Thema, wenn dir die Ablehnung und die Angst von außen entgegenkommen. Es hat immer auch etwas mit dir zu tun.

Wir möchten dir ein Rezept geben, wie du deine Angst am besten überwinden, beziehungsweise nutzen kannst. Beschäftige dich viel mit dem Thema, vor dem du Angst hast – in dem Fall Fasten und Essen. Informiere dich über beides, auch über die Hintergründe dessen, was in der Materie abläuft. Eine wundervolle

Möglichkeit, dies zu tun, ist, dieses Buch zu studieren, nicht nur einfach zu überfliegen, um die notwendigen Maßnahmen ergreifen zu können. Dieses Buch kann für dich ein Begleiter sein, der sich schon einige Zeit vor dem Fasten zu dir gesellt und dich während der Fastenzeit begleitet, vielleicht auch länger.

## Fasten und Bewußtheit

Gründe für das Fasten. Es gibt sehr viele Gründe, keine Nahrung zu sich zu nehmen. Drei davon hatten wir bereits angesprochen: gezogene Zähne, mangelnde Gesundheit und Übergewicht. Wenn du etwas nachdenkst, werden dir noch mehr Beispiele einfallen.

Für das Fasten gibt es eigentlich so viele Gründe wie es Menschen gibt. Und jeder Mensch kann fasten, denn Fasten ist ein individueller Weg der Bewußtwerdung. Aus esoterischer Sicht ist diese Bewußtwerdung auch unsere zentrale Lebensaufgabe. Das ist auch der Grund, weshalb Fasten in allen Weltreligionen vertreten war.

Es gibt nach unserer Meinung nur zwei Ausnahmen, bei denen wir Bedenken hätten. Dies sind die Schwangerschaft und die Stillzeit. Hier kannst du davon ausgehen, daß das Baby die gelösten Schadstoffe der Mutter mitverarbeiten muß. Doch auch hier wäre es deine individuelle Entscheidung, ob du es trotzdem durchführst. Gerade Schwangere haben oft einen sehr gut funktionierenden Instinkt.

Wichtig ist, daß dem Fastenden bewußt wird, was während des Fastens in seiner Seele, in seinem Geist und in seinem Körper vor sich geht. Nur dann kann er die Dinge verstehen, die ablaufen und die ihm bei Unbewußtheit in Ängste stürzen würden. Es kommt bei sehr schwerer Krankheit oder bei Verschlackung zu heftigen Entgiftungsreaktionen, und deshalb sollte dies nicht unbedingt ohne therapeutische Begleitung durchgeführt werden. Wir kennen jedoch Menschen, die auch diesen Weg in Eigenverantwortung, selbst gegen ärztlichen Rat, gegangen sind. Gerade bei schwerer Krankheit kann Fasten lebensrettend sein.

Hier kommen wir zu einem wichtigen Punkt. Um eine Entscheidung treffen zu können, brauchst du erst umfassende Informationen. Wenn du dann die Entscheidung triffst, sei dir bewußt darüber, daß du für deine Entscheidung die volle Verantwortung trägst. Dies ist im übrigen die Forderung der heutigen Zeit, daß jeder für sich und für seine Lebensumstände die Verantwortung übernimmt. Um diese übernehmen zu können, brauchst du aber Bewußtheit.

FASTEN UND HUNGERN. Gehörst du zu den Menschen, die bei dem Wort Fasten, Angst vor Hunger haben? So gehörst du zu der Gruppe Menschen, die gerade diese beiden Begriffe nicht auseinanderhalten können. Menschen, die zum Beispiel im Krieg oft Hunger gelitten haben, gehören häufig auch dazu. Wenn du fastest, verschwindet der Hunger nach ein bis drei Tagen. Das ist eine Erkenntnis, die dir viele Fastenerfahrene mitteilen können. Mag sein, daß du auch einmal Menschen triffst, die dir das Gegenteil sagen, aber meist haben diese dann gar nicht oder nur ohne genügend Kenntnisse gefastet. Dein Körper wird sich, wenn du bewußt in das Fasten hineingehst, auf Eigenversorgung umstellen. Hungern ist qualvoll, Fasten kann ein Wohlgefühl auslösen, bis hin zur Euphorie. Es sind aber auch Mißstimmungen möglich, wenn sich gerade ein Schlackendepot auflöst. Beim Hungern wartet dein Körper gierig darauf, weiterhin Nahrung von außen aufzunehmen. Dein Hungergefühl besetzt dein ganzes Denken, und du wirst dann ständig darauf ausgerichtet sein, woher du etwas bekommst, das du dir zwischen die Zähne schieben kannst. Hunger kann entstehen, wenn du reduziert Nahrung zu dir nimmst, aber auch, wenn du unfreiwillig keine Nahrung zu dir nimmst.

LEID UND OPFER. Den Unterschied zwischen Hungern und Fasten kannst du dir auch durch die beiden Begriffe Leid und Opfer verdeutlichen. Beides ist ein Verzicht. Wenn du hungerst, dann ist es ein unfreiwilliger oder unbewußter Verzicht, und dieser verursacht dir dann das Leid. Beim Fasten dagegen verzichtest du bewußt und freiwillig. Du bringst ein Opfer und wirst dich sehr wohl dabei fühlen. (Ausnahmen bestätigen die Regel.)

Fasten und Transformation. Hast du Angst vor dem Tod? Dann hast du Angst davor, loszulassen. Und genau das kann dann auch der Grund sein, daß du Angst vor dem Fasten hast, denn auch hier mußt du Altes loslassen. Dieses Loslassen wird sich auf der körperlichen Ebene durch Verlust von Gewicht zeigen. Auf der seelisch-geistigen Ebene bist du aber auch aufgefordert, loszulassen – zum Beispiel alte Gewohnheiten. Mit dem Fasten beginnt etwas Neues, ansonsten hast du es versäumt, den Bewußtseinsschritt zu machen. Altes loszulassen, absterben zu lassen, bedeutet Transformation. Dies führt zu mehr Reinheit im Körper, in den Gefühlen und in den Gedanken, so daß sich der Geist und die Seele strahlender darstellen können.

Leben aus dem Selbst. Durch das Fasten kannst du auf der körperlichen Ebene die Erfahrung machen, daß du aus dir heraus bestehen kannst. Du hast in deinem Körper sehr viele Depots, die du aufzehren kannst – und das nicht nur, wenn du korpulent bist. Du wirst aber auch die Erfahrung machen, daß du dabei im geistig-seelischen Bereich mehr aus deinem Selbst heraus leben kannst. Diese Erfahrung wird um so stärker, je häufiger du bereit bist, diesen Weg zu gehen, das heißt je häufiger du fastest.

## Fasten in der Vergangenheit

Erinnere dich an die wichtigen Voraussetzungen, die wir dir zu Beginn dieses Kapitels nannten, als wir den Begriff Fasten definierten. Wir sprachen von bewußtem Verzicht, Freiwilligkeit und Ziel oder Sinnhaftigkeit. Unter diesem Aspekt kannst du bei Kriegen und Hungersnöten nicht von Fasten sprechen. Auch das Volk der Hunzas, das sehr oft in Fastenbüchern zitiert wird, hat nicht freiwillig auf die Nahrung verzichtet. Es war eine Notwendigkeit, weil die Nahrung fehlte. Aus gesundheitlicher Sicht sind zwar solche Nahrungseinschränkungen sehr wirkungsvoll, doch ein echtes Fasten ist es nicht.

Im Gegensatz dazu wurde in allen Weltreligionen das bewußte

Fasten durchgeführt. Alle großen Lehrer, sei es Jesus Christus, Buddha, Mohammed, hatten Phasen, in denen sie fasteten. Meistens ist sogar beschrieben, daß sie, bevor sie ihre großen Aufgaben übernahmen, lange Fastenperioden durchlebt hatten. Sehr schön dargestellt ist diese Qualität des Fastens auf der 9. Tarotkarte, Der Eremit. Bei all diesen Meistern kannst du davon ausgehen, daß sie die drei Voraussetzungen für bewußtes Fasten erfüllten.

Ursprünglich wurde auch von den Gläubigen der Religionsgemeinschaften das Fasten gefordert. Fasten und beten beziehungsweise meditieren waren ganz eng miteinander verbunden. Es wurde gefastet während einer Trauerarbeit, um Demut zu zeigen, bei der Bitte um Hilfe und Gnade und vor allen Dingen zur Reinigung und Buße. Dadurch war auch die Sinnhaftigkeit gegeben. So sind auch die Fastenzeiten vor großen religiösen Festen, das Freitag-Fastengebot des Christentums und vieles mehr zu verstehen.

Da es im Laufe der Entwicklung in vielen Religionsgemeinschaften wichtiger wurde, Macht auszuüben, als die Gläubigen zur Bewußtheit zu führen, ging auch die Sinnhaftigkeit verloren. So verschwand die Tradition des Fastens immer mehr.

## Fasten heute

Wir leben heute in einem Zeitalter, in dem die Menschen immer bewußter werden. So ist es auch zu erklären, daß Fasten wieder aktueller wird. Fasten dient dem Leben, und dies erkennt man immer mehr.

Wenn du im Lexikon unter dem Begriff »Bios« nachschlägst, dann wirst du dort als Erklärung finden: das Leben, die belebte Welt als Teil des Kosmos. Da die herkömmliche Wissenschaft jedoch nur die belebte Materie als lebendig anerkennt, ist dies noch eine sehr begrenzte Sicht vom Leben. Wie du hier erfahren wirst, ist Leben weit mehr als diese materielle Lebendigkeit. Was wir meinen, ist das übergeordnete Leben, das Göttliche, das Allumfassende, das auch in der sogenannten unbelebten Materie vorhanden ist.

Du kannst davon ausgehen, daß der Körper, unser manifestiertes Ego, nicht immer die gleichen Ziele verfolgt wie dieses übergeordnete Leben. Das Ego verändert sich nicht gern, so lehnt es oft auch das Fasten ab. Es möchte, daß die Form, der Körper, so konstant wie möglich ist und bleibt, weil es glaubt, daß es dann am sichersten ist. Es ist, so glaubt es jedenfalls, auf diese Form angewiesen. Aber genau mit dieser Einstellung hat es im Grunde ein Selbstmordprogramm. Das übergeordnete Leben kommt dadurch nicht in Gefahr, sondern nur das manifestierte Ego. Das zu erkennen ist sehr wichtig. Je starrer das Ego wird, desto mehr macht es im Grunde dicht, bekommt weniger von der Lebensenergie, schnürt sich immer mehr davon ab. Das totale Erstarren ist dann der Tod des Körpers und somit auch der Tod des Egos.

Vielleicht kannst du nun verstehen, daß die Weigerung, auch den Pol des Fastens zu integrieren, im Grunde aussagt: Ich will mich nicht verändern. Viele Menschen sind derart an Leid, Krankheit und Tod gewöhnt, daß sie es sich schon gar nicht mehr anders vorstellen können. Dabei ist Fasten die ganz große Chance, dem Teufelskreis der Materie zu entgehen. Dies beinhaltet allerdings, daß du auch deine Ernährungsgewohnheiten überprüfen solltest. Wenn du nach dem Fasten bereit bist, andere Gewohnheiten zu übernehmen, und zwar Gewohnheiten, die es dir ermöglichen, deinen Körper blockadefreier zu halten und damit auch deine Seele und deinen Geist, wirst du immer mehr dazu befähigt, das Licht des wahren Lebens in dich aufzunehmen.

Unter diesem Gesichtspunkt begreifst du nun sicher auch den Hang zur Destruktivität, der so stark in unserer Welt zum Ausdruck kommt. Blockierte Körper versperren der Lebensenergie den Zugang, und das ist selbstzerstörerisch.

Es ist eine deutliche Tendenz zu immer mehr Fastenkursen erkennbar. Die Menschen erfassen wohl instinktiv, daß eine Reinigung und Heilung notwendig ist. Das ist unsere ganz große Möglichkeit auch zur Heilung der Erde.

# Was geschieht im Körper?

## Eine Vision: Wie Menschwerdung geschieht

Stell dir einmal vor, du bist in einer Welt, in der es nur geistige Wesen gibt. Auch du bist eines dieser Wesen. Irgendwann einmal entscheidest du dich dazu, sichtbar zu werden auf einem Planeten, der Erde genannt wird. Du möchtest dort wirken und hast schon eine genaue Vorstellung davon. Du holst dir Rat bei anderen geistigen Wesen, wie du deinen Plan verwirklichen kannst.

Du kommst dann auf eine besondere Ebene, wo man dich fragt, ob du dir diesen Entschluß gut überlegt hast, und du sagst im Brustton der Überzeugung »Ja!« Daraufhin überreicht man dir einen Raumanzug, der mehrere Hüllen hat.

Du beginnst diesen Anzug anzuziehen und stellst fest, je mehr Hüllen du überstreifst, um so mehr geht dir die Erinnerung verloren an das, was vorher war. Du bemerkst, daß du nicht mehr genau weißt, was du eigentlich wolltest. Du spürst jedoch, daß es kein Zurück mehr gibt. Du bist zu dieser Reise angetreten, um dem Göttlichen zu Ehren einen wundervollen Tempel zu bauen. Du wolltest ihm dadurch deine Demut, deine Ehrfurcht und Liebe zum Ausdruck bringen. Doch nun fühlst du, wie du mit jeder Hülle, die du anziehst, immer begrenzter und enger wirst. Ganz zum Schluß streifst du dann den materiellen Körper über. Nun betrachtest du dich in vielen Spiegeln und bemerkst, daß das Resultat dich nicht befriedigt. Aber du hast ja nun die Zeit geschenkt bekommen, um daran zu arbeiten.

Das Dumme ist nur, du hast vergessen, was du vorhattest. Du

irrst auf diesem Planeten herum und suchst und suchst. Dabei machst du viele Erfahrungen, und dein Raumanzug wird zusehends unförmiger. Er verschmutzt, wird speckig, bekommt Risse, beginnt zu zerfetzen. Dein Denken und Fühlen, deine Emotionen, deine Lebensweise und deine Ernährung tragen dazu bei. Was ursprünglich ein wundervoller Tempel werden sollte, ein Tempel zu Ehren Gottes, gleicht eher einer armseligen Hütte. Der Raumanzug wird immer starrer, schränkt dich mehr und mehr ein. Das, was du dringend bräuchtest, Nachschub der Lebensenergie, fließt dadurch nur noch spärlicher. Du nimmst alles Mögliche zur Kompensation zu dir, suchst Tag und Nacht nach Ersatz, doch du wirst dabei immer noch dichter und verschmutzt immer mehr.

Jeder sucht danach, und den meisten geht es genauso wie dir. Auch ihr Raumanzug wird schmutziger, starrer und brüchiger im Laufe ihres Lebens...

Eines Tages entschließt du dich, diesen Körper zu verlassen. Du kommst auf eine andere Ebene und hast wieder einen größeren Überblick. Dein ursprünglicher Plan wird dir wieder bewußt, und du fragst dich: »Wie konnte ich nur so nachlässig sein!?« Denn du erkennst, wie oft du Gelegenheit hattest, deinen Raumanzug zu reinigen und auszudehnen, deinen Körper immer mehr zu verschönern und deine Lebensumstände zu verbessern.

Wie fühlst du dich bei dieser Vision? Könntest du dir vorstellen, daß alles auch ganz anders sein kann?

## Der Idealzustand des Körpers

Wir meinen mit dem Wort »Körper« nicht nur das, was du siehst, wenn du dich im Spiegel betrachtest. Das, was du sehen kannst, ist der kleinste Teil von allem, was vorhanden ist. Die neuzeitlichen Physiker, wie zum Beispiel Burkhard Heim, Professor Muheim und andere sprechen davon, daß das, was du real siehst mit deinen physischen Augen, nur etwa ein Milliardstel von dem darstellt, was du in Wirklichkeit bist. Es gibt also entsprechend zu einem Teilchen Masse, das sichtbar ist, ungefähr eine Milliarde Teilchen im unsichtbaren Bereich, diese sind also masselos. Du siehst daran auch, wie begrenzt die klassische Medizin therapiert, denn diese behandelt genau diesen milliardstel Teil.

Der Mensch besteht aus verschiedenen Körpern, die eng miteinander verbunden sind, die sich sogar durchdringen, so daß diese Körper im Grunde nicht klar abzugrenzen sind. Zum besseren Verständnis stellen wir dir nun ein Modell vor, in dem sieben Körper des Menschen beschrieben werden. Es gibt noch andere Modelle, die alle ihre Gültigkeit haben, und wir stellen auch eine Verbindung her zu einem Modell mit fünf Körpern.

Es sind fünf Körper, in denen wir aktiv »operieren«, das heißt verändern können. Bereits die chinesische Medizin wußte um diese Zahl Fünf, denn sie kennt die Lehre der fünf Elemente: Feuer, Erde, Metall, Wasser, Holz. Diese können sich gegenseitig fördern oder hemmen.

## Die sieben Körper des Menschen

*Der erste Körper ist der biologische oder der physische Körper.* Er umfaßt die Gesamtheit der Teilchen, die wir als Materie wahrnehmen. Hierzu zählt auch der biologische Speicher, das Gehirn; außerdem alle Sinnesorgane, die uns mit der Außenwelt in Kontakt bringen, die Augen, die Ohren, die Zunge, die Nase und die Haut. Dieser physische Körper zerfällt nach dem Tode vollständig.

*Der zweite Körper ist der emotionale Körper.* Er beinhaltet alle Photonen beziehungsweise Lichtenergie, das heißt das gesamte körpereigene Bioplasma in den Chakren, den Meridianen und in der Aura. Die ganzen biochemischen Stoffwechselvorgänge des physischen Körpers werden von diesem emotionalen Körper gesteuert. Alle menschlichen Gefühle entsprechen unterschiedlichen Energiezuständen in diesem Körper. Dies ist auch der Grund, warum der kinesiologische Muskeltest Aussagen über gefühlsmäßige Blockaden machen kann. Die Gesundheit des physischen Körpers hängt vom Zustand des Emotionalkörpers ab. Dieser emotionale Körper zerfällt nach dem Tode des Menschen nur

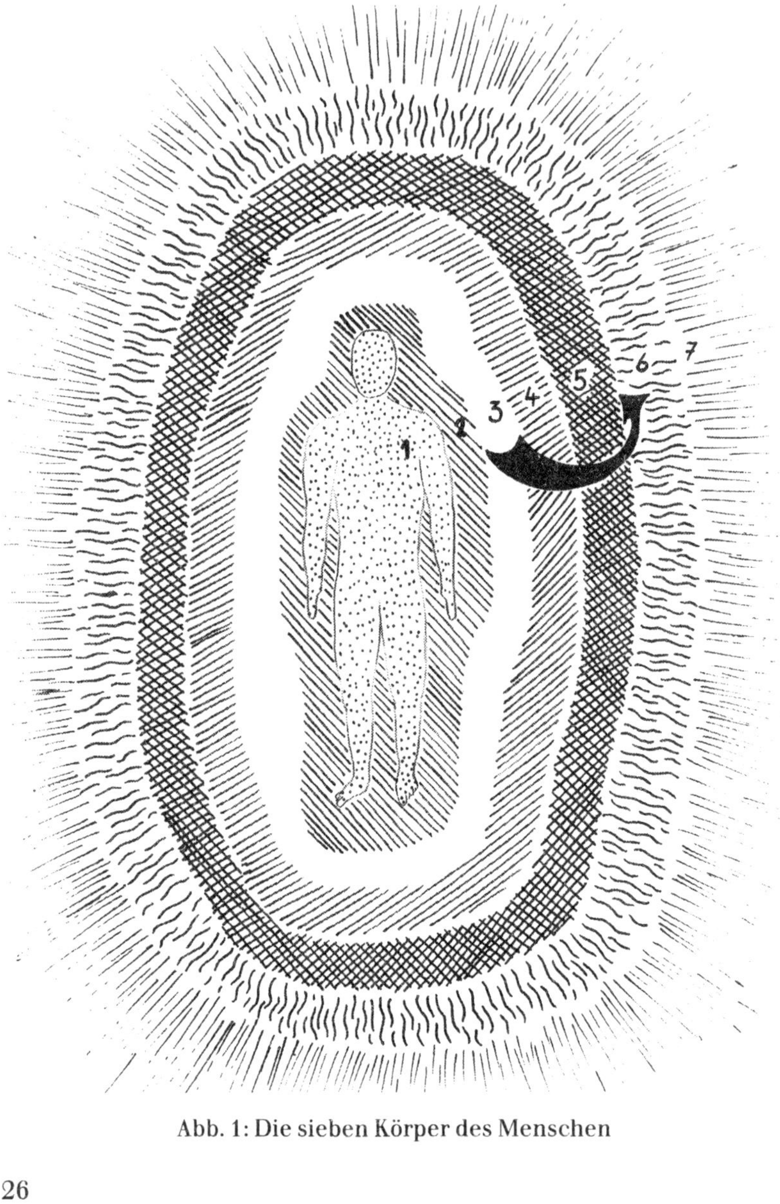


Abb. 1: Die sieben Körper des Menschen

zum Teil. Reste dieser Energie bleiben bei dem Astralleib, bei der Seele.

*Der dritte Körper ist der Astralleib, die Seele des Menschen.* Dies ist der göttliche Teil, in dem die gesamten Informationen gespeichert sind: die von früheren Inkarnationen, vom Weltenplan, vom Gesamtplan des Universums. Die Schwingung dieses Körpers zeigt den Entwicklungsstand des Menschen an. Das ist aber nicht mit einem Gerät nachzumessen, dies ist auch nicht bei einem Heilkundigen oder Hellsichtigen zu erfragen. Es ist deine Aufgabe, dies zu entdecken. Das grundlegende Prinzip, das die Schwingung dieses Körpers erhöhen kann, heißt Liebe. Damit ist die universelle Liebe gemeint. Dieser Astralleib möchte sich im sichtbaren Körper ausdrücken. Er ist insbesondere über die Hauptchakren mit den anderen Körpern verbunden.

*Der vierte Körper ist der Mentalkörper.* In ihm ist die Summe aller Erfahrungen aller Teilchen des jetzigen Lebens gespeichert, alles erlernte Wissen, alle Gedanken. Die Denkprozesse laufen hier ab. Dieser Mentalkörper durchdringt aber nicht nur das menschliche Gehirn, sondern den ganzen Körper. Du kannst also im Grunde nicht sagen, ich denke mit dem Gehirn. Du denkst mit allen Körperteilen. Daher kommt auch der Ausdruck »mit dem Bauch denken«. Du kannst dir sicher vorstellen, wie zerstörerisch sich destruktive, negative Gedanken auf die anderen Körper auswirken.

*Der fünfte Körper ist der kausale Körper.* Dies ist der Körper von Ursache und Wirkung, der Bereich, der das Karma beinhaltet. Hier ist auch die Heimat des Egos, wenn dies auch zu Beginn unseres Lebens nicht besonders ausgeprägt ist. Du kannst dir das eher so vorstellen, daß hier eine Menge Bausteine herumliegen, mit denen du dir im Laufe der Zeit deinen »Egoturm« aufbaust.

Das ist die Beschreibung der ersten fünf Körper. In diesen besteht die Polarität.

*Der sechste Körper ist der kosmische Körper.* Er beinhaltet die Gesamtheit aller Polaritäten, die Vergangenheit, die Gegenwart und die Zukunft als Ganzes. Es besteht aber immer noch die Spannung der Polarität, obgleich sie nicht mehr als trennend empfunden wird. Dieses Trennende beginnt erst mit dem Aufbau des Egos.

*Der siebte Körper ist der göttliche Körper.* Hier ist die Spannung der Polarität aufgehoben, sie ist überwunden. Es ist die universelle Liebe, die Erleuchtung, das grenzenlose Einssein.

Ab dem sechsten Körper hat die Eigenaktivität ihre Grenzen. Du kannst sagen: »Ich will erleuchtet werden«, doch erreichen wirst du damit nichts. Die Erleuchtung kannst du nur geschenkt bekommen. Es ist das kosmische Geschenk, das in der Erfüllung deiner Lebensaufgabe verborgen ist. Die beiden letzten Körper sind am ehesten mit dem Prinzip der Gnade erklärbar.

Das Bindeglied zwischen deinem sichtbaren und dem göttlichen Körper ist die Seele. Sie ist jedoch eingeschlossen von den physischen, emotionalen, mentalen und kausalen Körpern. Die Energie, die sie braucht, um sich zu entfalten, wird von diesen anderen Körpern ständig blockiert. Das ist der entscheidende Grund, warum sie sich hier auf Erden nicht so ausdrücken kann, wie es ihr entsprechen würde. Erinnere dich an die vorhergehende Vision. Das Ego und das Denken sitzen ihr im Nacken, und die Emotionen und der Körper erledigen den Rest. Doch diese Körper sind notwendig. Durch die Entwicklung deines Egos entwickelt sich gleichzeitig dein Wille. Wille ist notwendig, damit du deine Gedanken unter Kontrolle bekommst, Kontrolle der Gedanken ist notwendig, damit du deine Emotionen in den Griff bekommst. Und diese sind wieder notwendig, um einen wundervollen Körper zu formen. Du hast also »nur« die Aufgabe, dein Ego dazu zu bringen, deine Seele den Platz über die vier anderen Körper einnehmen zu lassen. Dann hat sie den direkten Zugang zu der göttlichen Energie und kann diese auf gereinigten Verbindungen bis in die Materie leiten. Dies wird von vielen als »die Entwicklung des goldenen Herzens« bezeichnet.

Die feinstofflichen Verbindungen zwischen der Seele und dem sichtbaren Körper sind die Chakren und die Meridiane. Als nächstes stellen wir kurz dieses System vor.

# Die Chakren

Die Chakren sind übergeordnete Zentren, die im Verlauf der Wirbelsäule liegen. Dies gilt zumindest für deine ersten fünf Chakren. Dein sechstes Chakra liegt zwischen den Augenbrauen, und das siebte Chakra ist auf dem Scheitelpunkt deines Kopfes. Die Schwingungszahl nimmt, wenn deine Chakren alle optimal offen sind, um den Energieaustausch entsprechend vornehmen zu können, nach oben hin zu. Diese Energiezentren liegen im Übergang vom energetischen zum körperlichen Bereich. Sie sind von den meisten Menschen nicht zu sehen. Es gibt aber einige Testmöglichkeiten, um herauszufinden, welche Chakren weniger durchlässig sind, zum Beispiel den schon einmal erwähnten kinesiologischen Muskeltest.

Die Chakren liegen immer korrespondierend zu den Hauptdrüsen im Körper, die Hormone und andere wichtige Zellen bilden. Sie haben im Grunde die Aufgabe, den Körper mit Nahrung, also mit Energie zu versorgen. Wir Menschen müssen allgemein nur deshalb äußere Nahrung zu uns nehmen, weil unsere Seele es nicht mehr schafft, die kosmische Energie aufzunehmen. Dies ist ihr dadurch zumindest vorübergehend unmöglich gemacht, weil zu viele Blockaden vorhanden sind. Wie diese Blockaden aufgebaut werden, hast du ja bereits bei der Darstellung der Energiekörper gelesen.

In der folgenden Aufstellung stellen wir die *Drüsen* dar, die von den entsprechenden Chakren energetisiert werden. Außerdem die *Hauptfarbe*, in denen sie schwingen, und *Edelsteine* und *ätherische Öle*, die sie harmonisieren. Bestimmte Geisteshaltungen *fördern* die Funktion der Chakren, der *blockierte* Zustand entspricht seelisch-geistigen Disharmonien. Durch den kinesiologischen Muskeltest in Verbindung mit *bestimmten Formeln* läßt sich die Funktion eines Chakras körperlich ausdrücken.

Das Wurzel-Chakra. Es liegt am Ende des Steißbeines, am Damm, also vor dem Anus und hinter den Geschlechtsteilen.

Farbe: Rot

Edelsteine: Achat, Hämatit, Jaspis, Granat, Koralle, Rubin

ätherische Öle: Angelikawurzel, Eichenmoos, Immortelle, Kreuzkümmel, Kampfer, Sandelholz, Vetiver, Zeder

Drüse: Nebennierenrinde und Nebennierenmark

Förderung: Großzügigkeit, Unbefangenheit, Vertrauen in das Leben, Bewältigung des Alltags, Loslassen können

Ausdruck der Blockade: Existenzängste, Geldprobleme, Geiz, sich nichts gönnen wollen, Antriebsstörungen, mangelnde Hygiene

Testformel: Ich muß

Das SEXUAL- und SAKRAL-CHAKRA. Es liegt zwei Fingerbreit (einige Zentimeter) unterhalb des Nabels.

Farbe: Orange

Edelsteine: Feueropal und Karneol

ätherische Öle: Cistrose, Ingwer, Jasmin, Moschuskörner, Patchouli, Pfeffer, Ylang-Ylang

Drüse: Keimdrüsen und Eierstöcke, Prostata und Hoden

Förderung: Sinnlichkeit, sexueller Genuß, Kreativität, Hingabefähigkeit an das Leben, Freude am eigenen Körper, Fließenlassen von Gefühlen

Ausdruck von Blockade: aufgestaute Gefühle, Wut, Eifersucht, mangelndes Selbstwertgefühl, sexuelle Probleme, nicht Annehmenkönnen des eigenen Körpers

Testformel: Ich möchte

Das SONNENGEFLECHTS- und NABEL-CHAKRA. Es liegt eine Handbreit oberhalb des Nabels, in der Magengrube.

Farbe: Gelb

Edelsteine: Bernstein, gelber Edeltopas, gelber Fluorit, Rutilquarz, Tigerauge, Citrin

Drüse: Bauchspeicheldrüse, Leber

ätherische Öle: Anis, Bohnenkraut, Clementine, Fenchel, Ginster, Honig, Kamille, Mimose, Pampelmuse, Tonka, Zimt

Förderung: Verwertung der Lebensenergie, bewußter Umgang mit Aggression, Ehrgeiz und Macht

Ausdruck von Blockaden: Kampf, Aggression, Machthunger. Bei starken Blockaden Hilflosigkeit und mangelndes Duchsetzungsvermögen

Testformel: Ich brauche

Das Herz-Chakra. Es liegt in der Mitte des Brustkorbes
Farbe: Grün
Edelsteine: grüner Calzit, Chrysoberyll, Chrysokoll, Chrysopras, Jade, Kunzit, Malachit, Moosachat, Olivin (Peridot, Chrysolith), Rhodochrosit, Rosenquarz, Smaragd, grüner und rosa Turmalin
ätherische Öle: Basilikum, Eisenkraut, Geranie, Melisse, Myrthe, Narzisse, Orange, Rose, Tuberose, Vanille
Drüse: Thymusdrüse
Förderung: Öffnung und Mitgefühl für andere Menschen, Nähe zulassen, aber auch liebevoll »nein« sagen können, allumfassende Liebe
Ausdruck von Blockade: Einsamkeit, Verschlossenheit, Trauer, weder Liebe geben noch annehmen können
Testformel: Ich begreife

Das Hals-Chakra. Es liegt in der Höhe der Kehle
Farbe: Blau
Edelsteine: Aquamarin, Chalzedon, blauer Edeltopas, blauer Fluorit, Türkis, blauer Turmalin
ätherische Öle: Cajeput, Eukalyptus, Niaouli, Rosenholz, Salbei
Drüse: Schilddrüse
Förderung: Kommunikation, Fähigkeit, sich anderen ehrlich und aufrichtig mitteilen zu können, Einklang im Denken und Fühlen
Ausdruck von Blockade: Angst, sich auszudrücken, gehemmt, schüchtern, Lampenfieber
Testformel: Ich darf

Das Stirn-Chakra (das Dritte Auge). Es liegt zwischen den Augenbrauen
Farbe: Dunkelblau, Indigo
Edelsteine: Azurit, Falkenauge, Indigo-Saphir, Lapis-Lazuli, Sodalith
ätherische Öle: Bergamotte, Lemongrass, Minze, Nelke, Rosmarin, Wacholder, Zitrone

Drüse: Hypophyse (Hirnanhangdrüse)

Förderung: Klärung des Bewußtseins, Klarheit der Gedanken, Entwicklung der intuitiven Fähigkeiten, Zurücknahme von Projektionen, Abbau von Angst

Ausdruck von Blockade: Kopflastigkeit, intellektuelle Überheblichkeit, Ablehnung spiritueller Wahrheit, Verworrenheit der Gedanken

Testformel: Ich kann

Das Scheitel-Chakra. Es liegt etwas oberhalb des Kopfes. Es wird in der östlichen Tradition als »der tausendblättrige Lotus« bezeichnet.

Farbe: Violett

Edelsteine: Amethyst, Bergkristall, Diamant, violetter Fluorit

ätherische Öle: Elemi, Iris, Lavendel, Neroli, Sandelholz, Schafgarbe, Weihrauch, Ysop

Drüse: Die Epiphyse (Zirbeldrüse)

Förderung: Meditation und Kontemplation

Ausdruck von Blockade: Altern

Testformel: Ich will

Es gibt außerdem noch einige Neben-Chakren, die mit den Haupt-Chakren korrespondieren.

Du wirst vielleicht sagen: Diese Chakren habe ich noch niemals gesehen, also gibt es sie auch nicht. Nun, hast du schon einmal Strom gesehen? Nein. Dann gibt es den wohl auch nicht? Und wenn du jetzt sagst, aber bei Strom kann ich bei der Glühbirne das Licht sehen, oder ich höre den Motor, der vom Strom angetrieben wird, und sehe, wie er sich bewegt. Das kannst du auch bei den Chakren wahrnehmen. Die Menschen sind lebendig und mehr oder weniger strahlend (das »innere Licht«), sie bewegen sich, und hören kannst du sie auch.

Von diesen Chakren wird dann die Energie in die Meridiane geleitet.

# Die Meridiane

Wie du nun weißt, besteht der für unsere irdischen Augen sichtbare Mensch nur zu einem winzigen Teil aus Masse. Diese befindet sich ständig in Umwandlung zu reiner Energie. Man weiß in der neuzeitlichen Physik, daß es 64 Wandlungsstufen zwischen reiner Energie und Masseteilchen gibt. Dies »beweist« das uralte »Wissen« des chinesischen Orakels I Ging. Auch dort spricht man von 64 Wandlungsstufen.

Meridiane sind feine Energiekanäle in unserem materiellen Körper. Sie sind sozusagen der Übergang zwischen Energie und Masse. Das Meridiansystem mit seinen Tsubos, den Punkten, die in der chinesischen Akupunktur benutzt werden, wird in Yin und Yang eingeteilt. Du findest also auch hier wieder eine Polarität. Yang steht für das Abstrahlende, Harte, Männliche; Yin für das Empfangende, Weiche, Weibliche. Die Energie zwischen diesen beiden Polen bewegt sich ständig. Leben heißt Bewegung. Sich nicht bewegen bedeutet, erst ins Ungleichgewicht zu kommen und dann immer mehr in die Erstarrung. Dies gilt für alles Leben, auch für dich, denn auch du lebst ja.

Es gibt sechs Yang-Meridianpaare und sechs Yin-Meridianpaare, jeweils drei in deinen Armen und drei in deinen Beinen. Sie befinden sich spiegelbildlich auf deiner rechten und linken Seite. Dann verlaufen noch zwei Hauptmeridiane auf der Mittellinie deines Körpers, einer auf der Vorderseite und einer auf der Rückseite. Außer diesen Meridianen gibt es noch viele kleinere Energiekanäle. Ein großer Teil der Bahnen befindet sich in der Subcutis, also im Unterhautgewebe. Dort können bestimmte Punkte durch Nadelstechen stimuliert (Akupunktur), mit dem Finger gepreßt (Shiatsu, Akupressur), erwärmt (Moxibution), mit einem Laser oder einer Farbe bestrahlt werden.

Wie du vielleicht weißt, war Goethe ein ganz großer Kenner der Farben und ihrer Wirkungen. Seine Farbenlehre umfaßt einen Farbkreis von 12 Farben. Diese finden wir auch in den Meridianen wieder. Wie den Chakren kann man jedem Meridian eine Hauptfarbe zuordnen. Diese regt ihn an, wenn durch eine Blockade zu wenig Energie fließt. Bei zuviel Energie sediert die Komplementärfarbe, also die Ergänzungsfarbe, die im Goethe'schen Farbkreis gegenüberliegt.

LUNGEN-MERIDIAN. An seinem Zustand erkennst du den Raum, den ein Mensch für sich beansprucht, ob er sich öffnen kann für andere Menschen oder sich häufig abgrenzt und andere Menschen ständig beurteilt.

Wenn du intolerant und hochmütig bist und deine Mitmenschen nach deinem Maßstab bewertest, dann kann sich durch diese Blockade zuviel Energie in diesem Meridian stauen.

Bei zu wenig Energie bist du überempfindlich, übertrieben ängstlich, hast Kommunikationsprobleme und keine Ausdauer (es geht dir die Luft aus!).

Anregungsfarbe: Indigo

Beruhigungsfarbe: Rotorange

DICKDARM-MERIDIAN. Er unterstützt den Lungenmeridian. Probleme mit anderen Menschen ziehen immer auch Probleme im Darm mit sich. Dein anerzogenes Gewissen beeinflußt den Dickdarmmeridian. Tiefverwurzelte Schuldgefühle, die auch aus anderen Inkarnationen stammen können, schwächen ihn.

Bist du ständig unzufrieden, hast keine Freunde, mit denen du reden kannst, und mangelt es dir an Austausch, dann deutet dieses auf eine Überenergie in diesem Meridian hin.

Hast du eine Schwäche, dir ein eigenes Gebiet zu errichten und klare Grenzen zu setzen, dann spricht das für Unterenergie. Du tendierst zu Enttäuschungen, übertriebener Abhängigkeit, mangelnder Entschlußkraft und Mangel an positivem Denken.

Anregungsfarbe: Blau

Beruhigungsfarbe: Orangerot

MAGEN-MERIDIAN. Starke Erwartungshaltungen führen zu Enttäuschungen, die häufig durch Gier und Freßsucht kompensiert werden. Du füllst dir vielleicht den Magen, um über die innere Leere hinwegzukommen, um echte oder vermeintliche Entbehrungen hinunterzuschlucken und vielleicht für kurze Zeit das Gefühl von Zufriedenheit zu spüren.

Besteht bei dir die Neigung, zuviel zu denken, dich zu überarbeiten, immer in Eile zu sein, zuviel zu essen aus Frustration und Mangel an Liebe, dann spricht das für eine Überenergie im Magenmeridian.

Hast du starke Stimmungsschwankungen und fühlst dich häufig enttäuscht und unzufrieden, bis zur Verbitterung, dann hast du wahrscheinlich zu wenig Energie im Magenmeridian.

Anregungsfarbe: Blaugrün
Beruhigungsfarbe: Rot

Milz-Meridian. Am Zustand vom Milzmeridian erkennst du, ob du vertrauensvoll, zuversichtlich und erfolgssicher vorwärtsgehst. Wenn du Angst hast, etwas zu riskieren, dich zu entwickeln, dann blockierst du deinen Milzmeridian. Zuversicht, Glaube und Vertrauen lassen hier die Energie frei fließen.

Entdeckst du bei dir Übergenauigkeit, Ruhelosigkeit verbunden mit Angst, Gedächtnisverlust und Schlaflosigkeit, dann besteht wahrscheinlich eine Überenergie in diesem Meridian.

Bist du zögernd, vorsichtig und schüchtern und brauchst materielle Sicherheit, um dich wohl zu fühlen, wird wahrscheinlich zu wenig Energie vorhanden sein.

Anregungsfarbe: Grün
Beruhigungsfarbe: Purpur.

Herz-Meridian. An seinem Zustand kannst du deine Fähigkeit des Verzeihens erkennen. Wenn du häufig zornig bist, ärgerlich wirst und nach Rache dürstest, dann blockierst du deinen Herzmeridian.

Kannst du schlecht vergessen und vergeben, bist griesgrämig und muffelig, könnte es sich um eine Überenergie im Herzmeridian handeln.

Bist du jedoch überempfindlich, leicht verletzt und seelisch erschüttert, stehst unter nervöser Spannung und Streß, dann fließt wahrscheinlich zu wenig Energie in diesem Meridian.

Anregungsfarbe: Gelbgrün
Beruhigungsfarbe: Rotviolett

Dünndarm-Meridian. Er gilt als der »Beschützer des Herzens«. Wenn du die Fähigkeit hast, dich oft von Herzen freuen zu können, dann hältst du die Energie in diesem Meridian im Fließen. Gefühle von Kummer und Leid führen jedoch hier intensiv zu Blockaden.

Besteht bei dir eine starke Kontrolle der Emotionen, bist du verschlossen und zurückgezogen, führt dies zu einer Überenergie in deinem Dünndarmmeridian.

Hast du jedoch »nahe am Wasser gebaut«, ertrinkst beinahe in deinen Tränen, zerfließt förmlich vor Kummer und bist schlecht in der Lage, Gefühlstiefs zu überwinden, dann bekommt dieser Meridian zu wenig Energie.

Anregungsfarbe: Gelborange
Beruhigungsfarbe: Violett

Blasen-Meridian. Ruhelosigkeit und mangelnde Ausdauer sind die Eigenschaften, die diesen Meridian entgleisen lassen. In jedem von uns schlummern Sehnsüchte, doch durch Ungeduld werden wir uns daran hindern, unsere Ziele zu erreichen. Der Zustand deines Blasenmeridians gibt dir darüber Auskunft.

Fühlst du dich innerem oder äußerem Druck ausgesetzt und sind all deine Heiterkeit und Harmonie verschwunden und bist du ständig am Rennen, dann führt dies zur Überenergie in diesem Meridian.

Fühlst du dich leicht gekränkt, bist überempfindlich und gereizt, neigst du zur Resignation, dann herrscht in deinem Blasenmeridian wahrscheinlich eine Unterenergie.

Anregungsfarbe: Rotorange
Beruhigungsfarbe: Indigo

Nieren-Meridian. Die Chinesen sagen, daß in den Nieren die Lebensenergie der Vorfahren gespeichert wird. Der Nierenmeridian reguliert den Energiehaushalt des Körpers und steuert die innere Hormonsekretion. Dies ist eng gekoppelt mit einem ausgeglichenen Sexualleben. Hast du Beziehungsprobleme, blockierst du damit diesen Meridian.

Besteht bei dir, vor allem in sexuellem Bereich, mangelnde Entschlußkraft, dann könnte eine Überenergie im Nierenmeridian vorliegen.

Neigst du jedoch zu Angst, Furcht, Unbeweglichkeit, Streß und Pessimismus, dann liegt mehr eine Unterenergie vor.

Anregungsfarbe: Orangerot
Beruhigungsfarbe: Blau

Kreislaufsexus-Meridian. Wenn du an der Vergangenheit klebst, nicht loslassen kannst, dich weigerst, dich neuen Verhältnissen anzupassen, blockierst du diesen Meridian.

Neigst du zu Eifersucht, kannst schlecht teilen und großzügig sein und hast Schwierigkeiten, dich zu entspannen, dann spricht dies für eine Überenergie in diesem Meridian.

Bedauerst du Vorfälle, die schon lange der Vergangenheit angehören, und begleiten dich das Gefühl der Reue und Selbstvorwürfe Tag und Nacht, dann ist es wahrscheinlich schlecht bestellt um die Energie in deinem Kreislaufsexusmeridian.

Anregungsfarbe: Rot
Beruhigungsfarbe: Blaugrün

Dreifacherwärmer-Meridian. Wenn du gerade einen geliebten Menschen verloren hast, wird dieser Meridian mit ziemlicher Sicherheit blockiert sein. Im Verlauf der Trauerarbeit, wenn deine Gefühle der Einsamkeit und Hoffnungslosigkeit allmählich nachlassen, wird auch das freie Fließen der Energie in diesem Meridian wiederkehren.

Gefühle von Verzweiflung und heftiger Trauer können zur Überenergie in diesem Meridian führen.

Bist du völlig hoffnungslos, fühlst dich niedergeschlagen und einsam, dann kann eine Unterenergie in diesem Meridian entstehen.

Anregungsfarbe: Purpur
Beruhigungsfarbe: Grün

Gallenblasen-Meridian. Die Galle ist ein äußerst aggressiver Verdauungssaft. Wenn du deine Aggression ständig unterdrückst oder bei der geringsten Kleinigkeit explodierst wie ein Vulkan, hast du mit Sicherheit Störungen im freien Fluß deines Gallenblasenmeridians.

Wut und Jähzorn sind typische Zeichen einer Überenergie.

Hast du Depressionen, bis hin zum Gefühl des Gelähmtseins, spricht dies mehr für eine Unterenergie.

Anregungsfarbe: Rotviolett
Beruhigungsfarbe: Gelbgrün

LEBER-MERIDIAN. Wenn du nicht erkennst, daß du selbst Herr und Meister deines Lebens bist, wenn du ständig dein Glück von äußeren Umständen abhängig machst, dann erschwerst du die Funktion deines Lebermeridians.

Klagst du gern deine Umwelt an und machst sie verantwortlich für dein mangelndes Wohlergehen, so liegt wahrscheinlich eine Überenergie dieses Meridians vor.

Protestierst du jedoch nicht mehr, greifst lieber zur Flasche und flüchtest dich in eine Scheinwelt des Glücks, dann wird in deinem Lebermeridian bald eine Unterenergie herrschen.

Anregungsfarbe: Violett
Beruhigungsfarbe: Gelborange

Es gibt nun noch die beiden Meridiane vorne und hinten auf der Mittellinie des Körpers, das Gouverneursgefäß und das Konzeptionsgefäß.

Wann immer du in deinem Alltag in Verlegenheit gerätst, dich unsicher oder unschlüssig fühlst, dein Gouverneursgefäß reagiert mit.

Das Konzeptionsgefäß wird durch Scham und Scheu aus dem Gleichgewicht gebracht.

Beide Meridiane werden mit den »Nichtfarben« Schwarz und Weiß tonisiert oder sediert.

Im Idealfall würde dein physischer Körper durch die verschiedenen unsichtbaren Körper, über die Chakren und die Meridiane optimal mit der Lebensenergie versorgt. Zu dieser kannst du auch Qui, kosmische Energie, göttliche Energie oder Liebe sagen. Sie ist vom Ursprung her unsere Hauptnahrungsquelle. Von dieser haben wir uns, wie du in der Vision schon gelesen hast, langsam, aber sicher, immer mehr abgetrennt. Das geschieht nicht nur in einem Leben, es summiert sich in vielen Inkarnationen.

Durch bewußtes Fasten und Essen sowie durch Arbeit am Denken und Fühlen kannst du den Zugang zu deiner Lebensenergie wieder öffnen. Der Zustand deines physischen Körpers hängt davon ab.

# Der physische Körper – die Organsysteme des Menschen

Nun möchten wir dir beschreiben, was in deinem grobstofflichen Körper abläuft. So kannst du Verständnis dafür bekommen, wie es über die Disharmonie in deinem Energiesystem zu körperlich manifestierten Blockaden und Symptomen kommt. So wirst du auch verstehen, was beim Fasten geschieht, und dir mehr Gedanken über deine Ernährung machen.

Die Lebensenergie, auch Qui oder Prana genannt, ist die einzige Nahrung, die dir ganz von selbst zufließen würde. Doch du baust unbewußte Widerstände dagegen auf. Für das Aufrechterhalten dieser Blockaden verbrauchst du die meiste Energie, die dir insgesamt – auch die durch Nahrung und Luft aufgenommene – zur Verfügung steht. Da die Aufnahme der beiden letztgenannten Energieformen durch einen aktiven Vorgang erfolgt, verbrauchst du zusätzlich noch eine Menge Energie dafür, diese in den Zustand zu bringen, daß sie in deinem Körper überhaupt verwertet werden können.

Die ATMUNG. Du atmest die Luft über die Nase und die Bronchien in die Lunge, wo ein Teil des Sauerstoffs in das Blut übertritt und dort von den roten Blutkörperchen aufgenommen wird. Hier gibt dein Körper auch das überschüssige Kohlendioxyd an deine Ausatemluft ab. Dieser Vorgang wird als äußere Atmung bezeichnet. Dein Organismus hat aber auch die Möglichkeit, bei schwerer Verschlackung auf diesem Wege andere Stoffe auszuleiten. Dies kannst du zum Beispiel beim Fasten am Azetongeruch deiner Atmung erkennen. Den Übertritt des Sauerstoffs aus dem Blut in die Zellen und umgekehrt den Kohlendioxydübertritt aus der Zelle ins Blut, nennt man innere Atmung.

Wir nehmen mit der Atmung auch Lebensenergie aus der Luft auf, denn diese Energie ist im ganzen Kosmos vorhanden. Dieser Anteil ist jedoch gering im Verhältnis zur Aufnahme über die Chakren und Meridiane.

Das Verdauungssystem. Hier geht es noch grobstofflicher zu als bei der Energieaufnahme über die Luft. Du mußt dich durchbeißen, du zerkleinerst mit deinen Zähnen die Nahrung, speichelst sie ein und gibst schon im Mund die ersten Verdauungssäfte dazu. Deine Verdauung beginnt also bereits im Mund. Dein Magen nimmt diesen Nahrungsbrei auf und produziert zur Verarbeitung sehr aggressive Verdauungssäfte. In deinem Dünndarm kommen die Sekrete der Bauchspeicheldrüse und der Gallensaft hinzu. Die Nahrung wird auf diesem Weg unter großem Energieaufwand in Einzelteile zerlegt. Ein Teil der gelösten Stoffe geht direkt in dein Blut über, der größte Teil der Fette in deine Lymphflüssigkeit, der Rest der Nahrung wird in deinen Dickdarm abgeschoben. Hier lagert dann alles Unverdauliche, Nichtverwertbare, und wird von dir mehr oder weniger gern wieder losgelassen. Je mehr Lebensenergie deine Nahrung enthält, desto mehr kannst du auf diesem Weg aufnehmen. Bei den meisten Nahrungsmitteln ist die Lebendigkeit jedoch bereits verlorengegangen, bevor du sie zwischen deine Zähne nimmst, und dein Energieaufwand für die Verdauung ist im Verhältnis zum Nutzen viel zu hoch.

Das Hormonsystem. Das Hormonsystem besteht aus einer Vielzahl einzelner Drüsen, die im ganzen Körper verteilt sind. Jede dieser Drüsen produziert spezifische Hormone, die im Organismus bestimmte Reaktionen auslösen. Das Hormonsystem ist also das oberste Steuerorgan im physischen Körper, es arbeitet eng mit dem Nervensystem zusammen. Diese beiden sollten aber auch optimal mit dem Chakren- und Meridiansystem korrespondieren. Das können sie aber nicht, weil du ja ein paar Blockaden aufgebaut hast. Dein Körper reagiert auf diese Behinderung in der Kommunikation sehr empfindlich. Das, was wir als Lebensenergie bezeichnen, ist physikalisch als elektromagnetisches Feld oder noch einfacher als Licht- und Tonpartikel zu erklären. Wenn bei dir davon zu wenige vorhanden sind oder wenn diese nicht mehr in der ursprünglichen Ordnung schwingen, dann werden hier schon Fehlinformationen an den Körper weitergegeben, und die Hormone wie auch das Nervensystem leiten diese Fehlinformationen an die anderen Organsysteme weiter. Dein Körper ist natürlich weise eingerichtet, er hat noch viele Kontrollsysteme, die immer wieder gegenregulieren. Je länger dein Körper so kompensieren muß, desto mehr Fehlinformationen lagert er im Körper als Schlacken ab.

Das NERVENSYSTEM. Der Hauptanteil dieses Systems ist das Gehirn und das Rückenmark. In deinem ganzen Körper befindet sich ein Netzwerk von Nerven. Dieses unterteilt sich in einen Bereich, der von deinem Willen beeinflußt werden kann, und einen anderen Teil, der von dir nicht direkt steuerbar ist. Auch dein Nervensystem ist auf eine enge Kommunikation mit der Lebensenergie angewiesen. Wenn dies nicht optimal funktioniert, ist dein Nervensystem ziemlich gestreßt und am Ende seiner Kräfte. Jede Kleinigkeit reizt es schon so stark, daß überschießende Reaktionen entstehen. Auf der anderen Seite gibt es aber auch Situationen, wo es schneller reagieren sollte, da liegt es dann apathisch da und reagiert nicht.

Das HERZ- UND KREISLAUFSYSTEM. Dein Herz pumpt in unermüdlicher Arbeit das Blut durch deine Gefäße, die deinen ganzen Körper durchziehen. Es gibt Arterien, die sauerstoff- und nährstoffreiches Blut zu deinen Zellen transportieren, und Venen, die das schlackenbeladene Blut zurückbefördern. Dies ist ein sehr wichtiges Organsystem, das ausgesprochen stark für die Verbindung zwischen den einzelnen Zellen sorgt. Es muß offen sein für alle, denn den Zellen und Zellverbänden, die es nicht mehr durchbluten kann, stehen dunkle Zeiten bevor. Sie werden dann nicht nur unzureichend mit der Lichtenergie, sondern auch auf dem »Landwege« unterversorgt.

Das LYMPHSYSTEM. Von deinen Blutgefäßen wird ständig Flüssigkeit in das Zwischenzellgewebe abgepreßt und damit auch Substanzen, die deine Zellen brauchen. Nun würde dein Gewebe immer mehr anschwellen, und dein Blut würde immer dicker werden, wenn da nicht ein Gegenmechanismus wäre. Durch diesen wird der größte Teil der Flüssigkeit mit den Abfallstoffen der Zellen wieder in deine Blutgefäße geholt. Der Rest der Lymphe wird über ein eigenes Kanalsystem, die Lymphgefäße, in das venöse Blut zurückgeleitet. Eine weitere Aufgabe des Lymphsystems ist die Abwehr. Über dem Herzen liegt deine Thymusdrüse, die mit vielen anderen Lymphknoten zu diesem System gehört. So, wie das Herz der treibende Motor für dein Blut ist, ist dies die Thymusdrüse für die Abwehrbereitschaft deines Körpers. Viele weiße Blutkörperchen werden in diesem Lymphsystem gebildet. Sie sind die Polizei deines Körpers und dulden keine Unordnung. Obwohl sie sehr gefräßig sind, schaffen sie es oft nicht mehr, all die Schlakken im Körper zu beseitigen.

Wenn wir immer wieder von deinen Blockaden und dem energetischen Zustand deines Körpers sprechen, so ist dies nicht wertend gemeint. Alle Menschen verfügen nur über einen Bruchteil ihrer eigenen Lebensenergie. Höre einfach in dich hinein, inwieweit du dich angesprochen fühlst. Niemand wird dir eine schlechte Note geben, wenn du ehrlich mit dir bist. Doch sei auch nachsichtig mit dir und werte das ebenfalls nicht, was du an Problemen aufdeckst. Mit dem Erkennen bist du bereits auf dem Weg der Lösung.

Es gibt noch ein Organsystem, welches wir etwas später ansprechen werden, es sind die Ausscheidungsorgane. Doch zuerst möchten wir dir noch eine zweite Vision und das Prinzip der Krankheit beschreiben.

## Die zweite Vision: Die Verschlackung des heutigen Menschen

Stell dir einmal vor, du bist wieder dieses geistige Wesen und hast erneut eine Vision. Als du sie den anderen Wesen telepathisch übermittelst, lachen diese und meinen, das kann doch gar nicht wirklich sein:

Der Wecker klingelt. Ich liege im Bett, noch völlig unausgeschlafen. Heute morgen erspare ich es mir, auf den Wecker zu fluchen, denn auch dazu bin ich noch zu müde. Ich drücke auf den Knopf, der das Rasseln abwürgt, drehe mich auf die andere Seite und denke: Noch ein paar Minuten! Da geht das Ding erneut los. Im Halbschlaf taste ich noch einmal danach und stelle es wieder ab. Mit geschlossenen Augen suche ich mir eine Zigarette. Die wird mich, so hoffe ich, etwas wacher machen. Beim Anzünden verbrenne ich mir die Finger – kein Wunder, ich habe ja noch die Augen zu. Dann muß ich, wie immer morgens, kräftig husten. Jetzt wird es aber Zeit zum Aufstehen. Stöhnend setze ich mich auf die Bettkante. Ich friere, mein Kreuz tut mir weh, und richtig wach bin ich auch noch nicht. Erst einmal in die Küche gehen und die Kaffeemaschine anstellen. Nun wasche ich mich und ziehe mich in Windeseile an, denn ich bin schon spät dran. Ich will aber meinen extrastarken Kaffee unbedingt trinken, der soll mich ja auf Vordermann bringen.

Unterwegs ist mir alles zuviel, selbst das Grüßen, geschweige denn ein Lächeln für meine Mitmenschen. Ich glaube, der Kaffee war doch zu stark, denn mein Herz tut mir weh. Schnell stecke ich mir eine Zigarette zur Beruhigung an. Im Büro halte ich mich dann auch mit Kaffee und Zigaretten über Wasser. Ich huste immer noch. Mein Arbeitskollege meint, das sei ein Grund, sich Sorgen zu machen, ich solle mal zum Arzt gehen und mir was Anständiges verschreiben lassen. Sicher wäre es auch meine Krankheit, warum ich so mißgelaunt sei. Im Inneren weiß ich es zwar besser, denn ich habe gestern Abend ziemlich viel getrunken, viel geraucht und kaum vier Stunden geschlafen. Für diesen Arbeitskollegen habe ich jetzt ein flüchtiges Lächeln übrig. »Ich glaube, du hast recht«, sage ich, »ich fühle mich die ganze Zeit schon so energielos und schlapp. Früher habe ich ganze Nächte durchgemacht und konnte am nächsten Tag noch für zwei arbeiten. Vielleicht sollte ich meinen Arzt auch mal fragen, ob er mich nicht in Kur schicken kann.«

Mittags gehe ich noch schnell in die Kantine zum Essen, es gibt Schweinebraten mit Knödel. Den Salat und auch das Gemüse möchte ich nicht. Als Nachtisch wähle ich das Eis mit Sahne, denn das frische Obst, das noch zur Auswahl steht, vertrage ich doch nicht.

Nachdem ich meine Pause beendet habe, gehe ich dann zum Arzt. Ich wundere mich nicht schlecht, als ich sehe, daß dort bereits dreißig Personen sitzen. Ich warte Stunden und ärgere mich darüber, daß da sicher wieder einige dabei sind, die sich nur einbilden, krank zu sein und aus Langeweile zum Arzt gehen, zum Beispiel diese alte Frau da drüben, sicher will die nur unterhalten werden, man hört und liest ja oft von solchen Dingen. Ich verkürze mir die Zeit dadurch, daß ich zwischendurch mehrmals auf die Straße gehe, um eine Zigarette zu rauchen.

Endlich bin ich dran. Als mein Arzt mein Herz untersucht, meint er, es sei etwas angegriffen, ob ich viel arbeiten würde. Ich stimme ihm zu, sicher bin ich überarbeitet, wovon sollte meine Energielosigkeit denn sonst herrühren?

Endlich habe ich mein Rezept. Nun aber schnell zur Apotheke, damit ich diese Tabletten noch bekomme.

Verstehst du, warum sich von diesen geistigen Wesen keiner vorstellen konnte, daß es so etwas gibt? Kannst du es dir heute, mit deinem Wissen und mit deiner Erfahrung vorstellen?

Wir haben diese Zeilen bewußt überspitzt gehalten. Aber so oder ähnlich sieht es bei vielen Menschen aus. Mehr oder weniger blockiert sich jeder Mensch in seiner Energie selbst. Es wird Zeit, daß jeder einzelne dafür die volle Verantwortung übernimmt.

## Wie entsteht Krankheit?

Du wirst dir denken können, daß aus unserer Sicht kein Virus und keine Bakterie die Verantwortung hat, wenn du krank bist, sondern nur du allein. Krankheitserreger sind eigentlich unsere besten Freunde, denn sie machen sichtbar, was bei uns nicht in Ordnung ist, und helfen uns, diesen Mangel zu beheben. Auch von Menschen, die du nicht besonders magst, kannst du am meisten über dich lernen, auch sie zeigen dir, was zur Zeit dein »Thema« ist. Mag sein, daß du diese Sicht schon längst hast. Dann wirst du solche »Feinde«, ob Krankheitserreger oder Menschen, auch nicht bekämpfen, sondern nutzen, um dich ein Stück weiterzuentwikkeln. Bei Kindern, die eine Krankheit durchgemacht haben, sieht man diesen Entwicklungsschritt besonders deutlich.

Die Seele ist mit bestimmten Aufgaben in diesen Seinsbereich gekommen. Sie will Probleme lösen, um Erfahrungen zu sammeln. Dies bedingt, daß sie sich erst einmal selbst blockiert, denn wenn die Energie von Anfang an frei fließen würde, könnte kein Problem entstehen. Die reine Lebensenergie ist kohärentes Licht, das heißt gebündeltes Licht, am ehesten vergleichbar mit einem Laserstrahl. Je mehr Widerstände im Körper aufgebaut werden, desto mehr entsteht Streulicht, das nicht mehr in geordneten Bahnen fließt und deshalb an Wirkung verliert. Die Blockaden sind erst in der Vorstellung vorhanden, also im Energiefeld. Um sie manifestieren zu können, braucht die Seele bestimmte Bausteine im körperlichen Bereich, die das Ego befriedigen. Hierzu zählen zum Beispiel alle Genußgifte, zuviel und denaturierte Nahrung und Medikamente. Damit beginnt sich der Prozeß zu verselbständigen.

## Die Ablagerungen im Körper

Im Körper sind viele Gegenregulationsmechanismen eingebaut, die versuchen, ein zuviel an Giften und Schlacken wieder hinauszubefördern. Wenn die Zufuhr jedoch ständig größer ist als die Ausscheidung, lagern sich diese Schlacken überall im Körper ab. Diese Stellen sind hauptsächlich das Unterhautgewebe, das Zwischenzellgewebe, die Gefäßwände, die Muskeln und Nerven, die Gelenke. Hier erkennst du schon, daß nun die Versorgung und Entsorgung der einzelnen Zellen für deinen Organismus immer schwieriger werden. Die letztmögliche Ablagerungsstelle ist das Blut. Es entsteht eine Toxämie, eine akute Vergiftung des Blutes. Diese Schadstoffe bestehen nicht nur aus Nahrungsbestandteilen, auch Gedanken und Gefühle, die du nicht verarbeitest, werden als Schlacken abgelagert.

So liegt dann, im Laufe deines Lebens immer mehr solcher Müll in deinem Körper herum. Wie die Müllberge unsere Gegend verunstalten, so sind es auch deine eigenen Müllberge in deinem Körper, die ihn verunstalten. Es scheint fast so, als ob manche Menschen ihren Körper wie eine Klärgrube behandeln, die immer erst dann, wenn sie absolut voll ist, geleert wird. Solche Reinigungsprozesse äußern sich dann in Form von Krankheit. Du kannst dich entscheiden, früher mit einer Säuberungsaktion zu beginnen, zum Beispiel durch Fasten.

Wenn du dich dazu entschließt, werden natürlich beim Abbau deiner Müllberge all diese destruktiven Gedanken und Gefühle wieder frei, und du kannst sie nun endlich für immer loslassen, wenn du bereit bist, sie dir anzuschauen und sie zu bearbeiten. Es kommen nicht alle auf einmal zum Vorschein, nur immer so viele, wie du auch verarbeiten kannst und willst. Das sind dann die sogenannten Fastenkrisen. Bei der reinen Rohkosternährung geschieht das übrigens in der Umstellungsphase auch. Hier bekommen viele dann Angst und behaupten, Fasten und Rohkost sei schädlich, sie würden es nicht vertragen. Dabei ist es nur ihr alter Müll, der ihnen Schwierigkeiten bereitet. Um der Lebensenergie Raum zu geben, mußt du bereit sein, Altes loslassen.

## Das Ausscheidungssystem

Das Loslassen geschieht auf der energetischen Ebene dadurch, daß du Gefühle oder Gedanken losläßt. Dies kann über intensive Träume geschehen, die die Seele reinigen. Gezielte Trancearbeit, Meditation, Rückführungen, Selbsterfahrungsgruppen und vieles mehr sind ebenfalls sehr hilfreich bei dieser »Ausscheidung«. Diesen Bereich besprechen wir noch ausführlicher in einem späteren Kapitel.

Auf der körperlichen Ebene gibt es bestimmte Organe, die insbesondere der Ausscheidung dienen.

Die LEBER. Sie ist das zentrale Stoffwechselorgan und ein Wunderwerk für sich. Sie bewältigt so viele Aufgaben, wie du es dir kaum vorstellen kannst. Nicht umsonst trägt sie den Beinamen »Die chemische Fabrik des Körpers«. Sie nimmt eine zentrale Stellung ein beim Stoffwechsel der Kohlenhydrate, der Eiweiße und der Fette. Sie hat bei den Vitaminen und Mineralstoffen wichtige Funktionen. Bei der Blutbildung und dem Blutabbau mischt sie mit. Sie lagert Stoffe, von denen der Körper zeitweise einen Überschuß hat, und ist die Zentrale deines Ausscheidungssystems. Sie eliminiert Gifte, die Schlackenstoffe und Abbauprodukte des gesamten Stoffwechsels, und leitet sie dann an andere Ausscheidungsorgane weiter. Ein Teil dieser Abbauprodukte wird mit der Galle, die sie bildet, in den Darm geleitet.

Deine Leber braucht vor allem beim Fasten deine Aufmerksamkeit, behandle sie besonders liebevoll, denn sie vollbringt jetzt im Bereich der Entgiftung Höchstleistung. Bedanke dich bei ihr dafür, mache öfter einen Leberwickel (Beschreibung im Kapitel »Unterstützende Maßnahmen«), gib ihr Reiki, wenn du es kannst.

Der DARM. Eine chinesische Weisheit besagt, daß im Darm der Tod sitzt. In der neuzeitlichen Psychologie heißt es, daß der Darm der Sitz des Unbewußten, der unbewältigten und unverdauten seelischen Eindrücke des Menschen ist. Wenn du öfter in dich hineinspürst, wirst du auch Zusammenhänge erkennen können zwischen Loslassen von Emotionen und Gedankenmustern und Abgeben deines Darminhaltes. So, wie du den Müll auf der energetischen Ebene loslassen kannst, so geschieht es auch auf der körperlichen Ebene. Auch Blähungen, Schmerzen und Rumoren im Bauch und Entzündungen zeigen dir, wie du mit diesem Bereich umgehst.

Es ist ganz besonders wichtig, daß du auch beim Fasten täglich deinen Darm entleerst. Der Stuhl ist sicher weniger, doch mehr als du glaubst, und Farbe und Geruch können intensiver werden.

Die NIEREN. Du weißt sicher schon, daß Wasser ein ganz wichtiger Bestandteil deines Körpers ist, er besteht zu etwa zwei Dritteln daraus. Je mehr Gift- und Schlackenstoffe er in Lösung halten muß, desto mehr Flüssigkeit braucht er. Wasser kann bestimmte Stoffe nur in begrenztem Maße in Lösung halten. Nimm zum Beispiel Zucker. Wenn du Zucker in einen Liter Wasser gibst, so kannst du diesen nur bis zu einem bestimmten Grad auflösen. Fügst du noch mehr hinzu, bleiben die Zuckerkristalle erhalten. Das gleiche geschieht in deinem Körper. Sein Wasser muß nicht nur Zucker, sondern auch alle anderen Stoffe in Lösung halten. Ein Zuviel scheidet er teilweise über die Nieren aus, doch auch hierzu braucht er Wasser, oder er lagert das Zuviel im Körper ab. Darüber haben wir bereits gesprochen. Die Nieren können nur bestimmte Stoffe ausscheiden. Diese müssen vorher von der Leber wasserlöslich gemacht worden sein.

Beim Fasten mußt du besonders darauf achten, genügend Flüssigkeit zu dir zu nehmen, damit die Ausscheidung durch die Nieren unterstützt wird. Da nun besonders viele abgelagerte Stoffe gelöst werden, kann dein Urin dunkler sein, konzentrierter, stinkend. Freue dich darüber, denn das zeigt dir, daß du wieder etwas losgelassen hast von deinem alten Müll.

Die Atmungsorgane. Die beiden Lungenflügel helfen dir auch sehr beim Entschlacken über die Atmung. Aber auch über die Schleimhäute der Bronchien, des Rachenraumes und der Nase scheidest du Giftstoffe aus. Du wirst eine vermehrte Schleimabsonderung beim Fasten bemerken, besonders, wenn du viel Brot und Backwaren gegessen und zusätzlich geraucht hast. Unterstütze deine Atmungsorgane, indem du dich viel an der frischen Luft bewegst. Auch Atemübungen sind sehr hilfreich.

Die Haut. Sie ist ein sehr großes Ausscheidungsorgan, das ständig Schlacken nach außen befördert. Wenn der Körper sehr angefüllt ist mit Giftstoffen, dann wird die Haut unrein, bekommt Pickel und Ekzeme. Dies sollte nie mit Salben und Arzneien unterdrückt, sondern als hilfreiches Zeichen angenommen werden. Beim Fasten können zuerst vermehrt solche Hautunreinheiten entstehen, danach wird die Haut immer klarer und reiner sein als je zuvor.

Aber es können nicht nur die Hautunreinheiten sein, die dir zu schaffen machen, auch dein Körpergeruch kann sich gravierend verändern. Dies ist ebenfalls ein Zeichen der Entgiftung.

Die Scheide. Auch deren Schleimhäute unterstützen den Reinigungsprozeß. Es kann zu stärkerem Ausfluß kommen, und der Geruch des Sekretes kann sich verändern. Falls deine Menstruation in eine Fastenzeit fällt, verstärkt sie sich möglicherweise, da dein Körper dieses Angebot zur Reinigung gleich mitnutzt.

Der MUND und die ZUNGE. Die Schleimhäute dieser beiden sollten rosig sein und ohne Beläge. Bei Krankheit zeigt die Zunge immer Veränderungen, da auch hier die Schleimhäute Giftstoffe nach außen befördern. Ebenso ist es beim Fasten. Auch dein Mundgeruch wird dir anzeigen, wie es um dein Innenleben bestellt ist.

Wie du mit diesen Begleiterscheinungen des Ausscheidungsprozesses am besten umgehst, schildern wir in einem späteren Kapitel.

## Die Umstellung auf Eigenversorgung

Beim Fasten geschieht mit dir etwas Besonderes! In deinem »normalen« Leben meldet sich immer wieder dein Körper durch ein Hungergefühl und sagt dir: »Ich brauche etwas.« Bei vielen Menschen ist es sogar so, daß sich der Körper überhaupt nicht melden muß, sondern daß schon vorher etwas hineingestopft wird. Beim Fasten sieht das anders aus. Zu Beginn wird sich, wenn du noch nicht geübt bist, erst einmal Hunger melden. Aber selbst wenn das Hungergefühl am Anfang da ist, wirst du schnell merken, daß du auch ohne Essen weiterlebst. Dein Körper stellt auf Eigenversorgung um. Er merkt auf einmal, daß er genügend gelagert hat, was er als Brennstoff für die Zellen verwenden kann. Je mehr er darin geübt ist, desto schneller schaltet er um. Er wird zusätzlich schnell merken, wie gut er diese Zeit nutzen kann, um zu entschlacken. Dies kannst du durch deine Einstellung zum Fasten wesentlich beeinflussen. Dein Körper ist weise. Er verbraucht zuerst all das, was er nicht benötigt. Du brauchst also keine Angst zu haben, daß du wichtige Substanzen verlierst. Doch du brauchst weder Fettpolster noch Eiweißablagerungen in den Gefäßen, im Gewebe oder in den Gelenken. Und je länger sie dort liegen, desto schmerzhafter würdest du sie erfahren. Also freu dich und lasse sie los.

# Die Homöostase des Körpers

Dein Körper hat Steuermechanismen, welche die Fähigkeit haben, ihn in einem sinnvollen Gleichgewicht zu halten. Hierzu gehören zum Beispiel der Stoffwechsel, das Säure-Basen-Verhältnis, die Temperaturregelung, der Schlaf, die Abwehrsituation und das vegetative Nervensystem. Es gibt in diesem Bereich in der Medizin viele sogenannte »Normalwerte«. Diese sind in den meisten Fällen zu hoch angesetzt, da sie von Durchschnittswerten der mit der heutigen Zivilisationskost ernährten Menschen ausgehen. Dein Körper weiß es besser. Dies solltest du aber nicht mißverstehen und einfach jeden Wert, den du vom Arzt erfährst, als unwichtig ansehen.

Der STOFFWECHSEL. Ein besonderer Mechanismus sorgt dafür, daß Stoffe der Außenwelt in Bausteine für deinen Körper umgewandelt werden. Beim Fasten verbrauchst du bedeutend weniger Energie, weil du keine äußere Nahrung zu verdauen hast. Doch der innere Stoffwechsel läuft weiter, und für die Entschlackung benötigst du ebenfalls Energie. Gerade bei deinen ersten Fastenzeiten solltest du dir also Ruhe gönnen und sie nicht mit einem gehetzten Alltag verbinden, sonst nimmst du dir viele wundervolle Erlebnisse.

Der SÄURE-BASEN-HAUSHALT. Der Säuren- oder Basenwert einer Lösung wird danach gemessen, wieviel Wasserstoffionen darin enthalten sind, und die Bezeichnung dafür ist pH. Der pH-Wert 7 wird als neutral bezeichnet, ist der pH-Wert geringer, bezeichnet man dies als sauer (Säure), ist er höher, so nennt man es alkalisch (Lauge).

Dein Blut ist zum Beispiel im leicht alkalischen Bereich. Dein Urin befindet sich üblicherweise in leicht saurem bis neutralem Bereich. Hier beeinflußt das Essen entscheidend. Ißt du überwiegend vegetarisch, also fleischlos, so ist der pH-Wert höher, als wenn du viel Fleisch zu dir nimmst. Was viele Menschen nicht wissen, ist, daß der Körper auch bei jeder gekochten Nahrung sauer reagiert. Obst und Gemüse in rohem Zustand, auch wenn es saure Früchte sind, bewirken, daß das Milieu im Körper alkalisch wird. Wie heißt es so schön im Volksmund? »Sauer macht lustig!« Mit bewußtem Essen kannst du also entscheidend darauf Einfluß nehmen, welcher Säurestand in deinem Körper herrscht. Da dein Blut etwas alkalisch sein sollte, muß dein Körper ständig Basen zur Verfügung stellen, um all das, was du zu dir nimmst und was ihn sauer macht, zu neutralisieren. Dies ist ein Prozeß, der Höchstleistung vom Körper verlangt.

Beim Fasten wird dein Urin in der Regel sehr sauer reagieren, weil dein Körper froh ist, daß er all das Saure endlich los wird, was ihn belastet. Dies passiert vor allem auch dann, wenn der Körper viele Eiweißstoffe abbaut, denn diese Abbauprodukte sind sehr sauer. Das ist bei vielen Fastenden der Fall, da die meisten Menschen zuviel Eiweiß zu sich nehmen. Auch dein Atem kann säuerlich riechen, da dein Körper über die Lunge Ketonkörper abgibt.

Die Temperatur. Üblicherweise beträgt die Temperatur in deinem Körper etwa 37 Grad Celsius. Je nach Meßverfahren kann das etwas differieren. Wärme- oder Kälteeinflüsse kann der Körper relativ leicht ausbalancieren.

Beim Fasten reagierst du bedeutend intensiver auf Wärme- und Kältereize, du bist empfindsamer. Es kann auch sein, daß deine Körpertemperatur aufgrund der Zentralisierung deines Kreislaufes etwas sinkt. Du bekommst dadurch schneller kalte Füße und Hände. Da helfen dir ein Fußbad, eine Wärmflasche, ein warmes Bad (nicht zu heiß), warme Kleidung und Bewegung. Nimm dich und deinen Körper ernst und übergehe solche Signale nicht, sondern verwöhne dich. Gib ihm die Wärme, die er braucht. Dein Körper wird es dir danken, wenn er merkt, daß du ihn ernst nimmst und ihn in seiner Arbeit unterstützt.

Der Blutdruck. Der Blutdruck kann in der Fastenzeit schwächer werden. Wenn du also sonst auch schon einen relativ niedrigen Blutdruck hattest, dann beachte dieses und studiere ausgiebig das Kapitel, das beschreibt, was du machen kannst, um deine Blutdrucksituation zu verbessern. Du könntest dich auch dazu entscheiden, hinter das Geheimnis zu kommen, warum dein Blutdruck zu hoch oder zu niedrig ist, das ist nicht ohne Grund so.

Bücher, die dir hier Anregungen geben können, sind im Literaturverzeichnis aufgeführt.

Der SCHLAF. Dein Schlafrhythmus kann sich während der Fastenzeit ändern. Es ist möglich, daß du ein sehr großes Schlafbedürfnis hast, ebenso kann es sein, daß du weniger Schlaf brauchst. Vielleicht liegst du auch in der Nacht stundenweise wach. Von Mitternacht bis gegen Mittag ist die Ausscheidungsphase des Körpers, und da du beim Fasten sensibler bist, spürst du dies. Es ist aber auch möglich, daß du durch das vermehrte Trinken nachts öfter auf die Toilette mußt. Dies ist aber das kleinere Übel; wenn du nichts trinkst, scheidest du keine Schlacken mehr aus, und forderst so eventuell Krisensituationen heraus. Wenn du nicht mehr einschlafen kannst, dann nutze die Zeit.

Die ABWEHRSITUATION. Während einer Fastenzeit können Symptome einer Krankheit aufflackern, die längst vorbei ist. Dein Abwehrsystem ist auf Hochtouren, denn es muß alle Schlacken und Gifte im Körper ausfindig machen. Es hat nun endlich die Möglichkeit, die Krankheit, deren Reste noch im Körper sind, loszuwerden. Nimm also keine Medikamente aus Sorge, daß du gerade Krankheit jetzt nicht brauchen kannst. Vertraue darauf, daß das Richtige geschieht.

Das VEGETATIVE NERVENSYSTEM. Dein Nervensystem unterteilt sich in zwei Bereiche. Den einen kannst du willkürlich beeinflussen, der andere Teil ist autonom. Dieses autonome Nervensystem wird auch als vegetatives Nervensystem bezeichnet. Es ist in erster Linie für die Muskulatur der Gefäße und der Organe zuständig. Es arbeitet in diesem Bereich eng mit den Hormonen zusammen. Durch die Änderungen, die während der Fastenzeit in deinem Körper geschehen, durch all die Schlacken und Gifte, die kurzzeitig deinen Organismus frei durchfließen, auf dem Weg zu ihrer Eliminierung und der Ausscheidung, kann dieses vegetative Nervensystem irritiert sein. Es kann während der Fastenzeit labiler werden.

# Verjüngung und Heilung

Du wirst dich fragen, wie ist es möglich, daß man sich durch Fasten wieder verjüngen kann. Wir wollen gleich dazu sagen, daß du intensive Bewußtseinsschritte und zusätzlich eine bewußte Ernährung folgen lassen mußt. Mit einmal fünf Tage Fasten und ansonsten alles beim Alten lassen, ist es nicht getan.

Deine Zellen hatten, als du noch ein Kind warst, die Fähigkeit, sich besonders schnell zu teilen und zu regenerieren. Dies war notwendig, weil du als Kind schnell wachsen wolltest, gleichzeitig mußtest du dich auch ständig wandeln, damit du in deiner Entwicklung fortschreiten konntest. Du bist nicht im Krabbelalter steckengeblieben, du hast Laufen gelernt und vieles mehr. Die Medizin behauptet, daß diese Fähigkeit im Laufe des Lebens nachläßt, daß du nach Abschluß des Reifeprozesses nicht mehr so schnell regenerieren kannst, wie dein Körper abbaut. Damit fängt dann der Alterungsprozeß an, deine Gelenke beginnen sich abzunutzen, die Festigkeit deines Gewebes läßt nach, du bekommst Falten, dein Gehirn und deine Gefäße »verkalken« und vieles mehr. Das muß nicht sein! Es wird aber so lange sein, wie wir daran glauben. Wir glauben an unsere Sterblichkeit und aus diesem Grund ist es auch so. Wir haben es von den Eltern gesagt bekommen, von den Lehrern, von den Ärzten und noch von vielen anderen. Das geht nicht nur dir so, das geht den meisten Menschen so, auch wir haben dies immer wieder gehört. In der Bibel sind Wunder beschrieben, und Jesus sagte immer wieder: »Dein Glaube hat dir geholfen.« Er sagte nie: »Ich habe dich gesund gemacht.« Wenn du aber nicht an Wunder glaubst, können selbstverständlich keine Wunder geschehen. Dein Glaube wird Realität, verwirklicht sich.

Wenn du bereit bist, dich auch später im Leben genauso zu wandeln wie in deiner Kindheit, wirst du diese Fähigkeit nicht verlieren. Du wirst wieder jung werden und auch jung bleiben. Es heißt im Volksmund »du bist so jung, wie du dich fühlst«, und darin steckt viel Weisheit. Eine solche Verjüngung bedingt natürlich, daß dein Gewebe und dein Zwischenzellgewebe freier werden, daß mehr Lebensenergie in deinen Körper einfließen kann. Mehr

Lebensenergie heißt mehr Licht für die Zellen. Mehr Licht in den Zellen heißt Heilung.

Das Alter und auch der Zeitpunkt des Todes sind große Illusionen des Menschen. Du konstruierst dir deinen Tod durch den Aufbau deiner Abgrenzungen und Blockaden. Über hundert Jahre alt zu werden beziehungsweise jung zu bleiben bei voller Gesundheit, wäre für dich im Rahmen des Möglichen, um nicht gleich zu sagen: Hunderte von Jahren Leben ohne Tod sind möglich. Kannst du dir das vorstellen?

Die Menschen werden heute zwischen sechzig und achtzig Jahre alt. Bezogen auf die Dauer bis zu ihrer Reifezeit, ist diese Spanne viel zu kurz. Tiere in der freien Wildnis leben ungefähr die siebenfache Zeit, die sie benötigen, um geschlechtsreif zu werden. Sie machen sich auch keine Probleme, nehmen instinktiv zeitweise keine Nahrung zu sich, und sie zerstören ihre Nahrung auch nicht, bevor sie sie fressen. Der Mensch lebt nur viermal so lang. Wir müßten im Verhältnis zu den Tieren also mindestens 120 Jahre alt werden, und zwar ohne »Hilfsmittel« wie Medikamente, Prothesen, Krankenhäuser, Scharen von Ärzten und Pflegepersonal und Altenheimen. Von »Sich-jung-Fühlen« ist heute bei vielen älteren Menschen nicht mehr die Rede. Aber auch viele Zwanzigjährige empfinden sich heute bereits als alt. Das kommt daher, daß diese Menschen bereits früh die Fähigkeit verloren haben, sich zu wandeln.

Höre einmal in dich hinein, wie sieht es bei dir aus? Wie denkst du darüber?

Die Möglichkeiten des Jungbrunnens »Fasten und Essen«, die wir dir hier aufzeigen, bedeuten nicht nur Verjüngung, sondern auch Heilung. Heilung aus dir selbst heraus. Zumindest dann, wenn du bereit bist, diese neue Einstellung in dein tägliches Leben zu übernehmen und beizubehalten.

# Was geschieht im geistig-seelischen Bereich?

Das, was sich in deinem Körper zeigt, in der Form, hat immer einen seelischen Inhalt. Hier wird, wie du nun bereits weißt, eine ursprünglich unsichtbare Energie sichtbar. Es ist »Ausdruck« eines Problems, beziehungsweise einer Blockade, die du dir unbewußt gebastelt hast, um etwas zu begreifen. Wenn du nun den entsprechenden Bewußtseinsschritt vollziehst, wird das Problem überflüssig, es löst sich auf.

## Der Begriff »Krankheit« aus geistig-seelischer Sicht

Das gleiche gilt auch für die Krankheit. Wenn du deine Krankheit so schnell wie möglich wieder loswerden möchtest und sie bekämpfst, wie das in der heutigen Medizin geschieht, auch bei der naturheilkundlichen, dann bleibst du unbewußt und verschenkst eine Chance, etwas zu lernen. Auch wenn du sie einfach hinnimmst, mit der Begründung, das ist eben »chronisch«, oder es sind »Abnutzungserscheinungen«, bleibst du unbewußt und leidest. In der Biophotonenforschung der neuzeitlichen Physik beschäftigt man sich mit dem inneren Licht des Menschen. Man hat erkannt, daß Krankheit eine Krise in der Evolution des Individuums und der Menschheit darstellt. Krankheitserreger besitzen eine bestimmte Frequenz, und wenn sie in Kontakt kommen mit der Schwingung deiner unsichtbaren Körper und damit nicht harmonisieren, dann gerät dein Organismus erst einmal in Unordnung. Es ist möglich, daß du diese Unordnung rasch wieder ausbalancieren kannst. Vielleicht wirst du aber auch mit einer Schwingung konfrontiert, mit der du noch nie Kontakt hattest und die eine besondere Herausforderung darstellt. Dies verursacht dann erst einmal Angst, es wird »gegenreguliert«, um das Ungleichgewicht zu harmonisieren. Echte Harmonie und Heilung entstehen aber erst, wenn dein Organismus bereit ist, die unbekannte Frequenz in sein Repertoire aufzunehmen. Er hat sich erweitert. Genau das gleiche geschieht in geistig-seelischem Bereich bei jeder Art von Problem. Wenn du ein Problem hast, bist du erst einmal verunsichert, hast Angst, dann setzt du dich damit auseinander, und wenn du das Problem gelöst hast, kannst du es integrieren. Du hast dein Bewußtsein erweitert.

## Schattenbearbeitung

Die Biochemie deines Körpers und deine Stimmungen, Gedanken und Gefühle hängen sehr eng zusammen. Dies hast du sicher schon öfter erlebt. Du weißt nun, wie eng der physische Körper, der Emotionalkörper und der Mentalkörper zusammenhängen. So ist es auch nicht verwunderlich, daß Stimmungen, Gedanken und Emotionen sich gegenseitig beeinflussen. Du brauchst nur etwas schwer Verdauliches zu Abend gegessen zu haben, dann kann es sein, daß du in der darauffolgenden Nacht Alpträume bekommst.

Schlacken im Körper sind nicht nur materiell, sondern gleichzeitig sind die entsprechende Stimmung und das entsprechende Gedankenbild mitgespeichert. Beim Fasten gehst du bewußt an diese Schlacken heran. Sie werden auf der körperlichen Ebene genauso gelöst wie auf der geistig-seelischen Ebene. Auf der körperlichen Ebene sind es die Medikamenten-, Umwelt-, Bakterienleichengifte, Nahrungsmittelrückstände und vieles mehr. Auf der unsichtbaren Ebene kommen Süchte, Gedankenmuster, Gefühle wie Depression, Gereiztheit, Unwohlsein und Ängste hoch. Diese haben im Grunde nichts mit dem Fasten zu tun. Sie liegen schon lange in deinem Körper und werden nun einfach wieder aktiviert, damit du sie dir anschauen kannst. Jetzt hast du die Möglichkeit, dir das, was ins Stoffliche gefallen ist, erneut anzuschauen, deine Schatten zu beleuchten, um sie nun zu erlösen. Wenn du intensive Erfahrungen machen möchtest, ist es gut, wenn du an einer Gruppe teilnimmst, noch besser, wenn du beim Fasten eine Therapie machst, zum Beispiel Rückführungen, Klärung von karmischen Prägungen, Tattwa- und Traumarbeit. Dadurch geschieht eine intensive Selbsterfahrung und Selbsterkenntnis.

Du kannst auch intensiv mit deinen Süchten konfrontiert werden, du tigerst vielleicht herum und suchst nach einer Zigarette, denkst, ach könnte ich nur eine Tasse Kaffee trinken oder gemütlich mit anderen zusammen bei einem Bier sitzen und vieles mehr. Schau es dir an. Dein Gewebe erinnert sich an all deine Ersatzmittel. Du kannst dich nun fragen: Was habe ich damit kompensiert, in meinen Körper geholt, anstatt es mir auf einer anderen Ebene zu erlauben?

## Die Bedeutung der Leber

Du weißt bereits, daß die Leber das zentrale Stoffwechselorgan deines Körpers ist. Sie hat auch jetzt in der Fastenzeit Hochbetrieb. Auf der geistig-seelischen Ebene gilt sie seit altersher als der Sitz der Religio. Aus diesem Wort entstand auch der Begriff Religion. Dies bedeutet Rückbesinnung auf den Ursprung. Das hat nichts mit einzelnen Konfessionen oder mit Sekten zu tun. Es geht einfach darum, dich an all das wieder zu erinnern, was du eigentlich schon längst weißt, nur vergessen hast. Es gibt ein Sprichwort, das besagt: »Die einzige Krankheit des Menschen ist, daß er vergessen hat, daß er göttlich ist.« Danach sucht er nun sein ganzes Leben, ja, sogar viele Leben lang.

Beim Stoffwechsel des Körpers wird die Materie in ihre Einzelbausteine zerlegt. In der Alchimie heißt die Aufforderung hierfür: »Löse.« Die letzten Schritte in diesem Prozeß der Zerlegung werden in deiner Leber getätigt. Das, was von außen aufgenommen wurde, wird auf das Wesentliche zurückgeführt, um es dann im Körper als eigene Substanz verwenden zu können. Dies heißt in der Alchimie: »Binde«, »Löse und binde« – »Solve et coagula«. Zwei Schritte, die eng zusammenhängen. Das, was du bereits gut gekaut und im Magen und Darm verdaut hast, ist für die Leber leicht zu verwerten. Ebenso die Stoffe, die du naturbelassen zu dir nimmst; sie sind der Wahrheit näher als Stoffe, die vorher zerstört wurden, bevor du sie aufnimmst. Genau das gleiche kannst du auch auf die seelisch-geistige Ebene übertragen. Das, was du dir gut angesehen und verarbeitet hast, wird dich deinem Ursprung, deiner Spiritualität näherbringen. Du wirst es in dein Bewußtsein einbauen können. Bevor du aber etwas an dein Bewußtsein binden kannst, muß es eben aus der Unbewußtheit herausgelöst werden. Auch hier gilt also der Satz: »Solve et coagula.«

## Erlöstes Saturn-Prinzip

Eine grundsätzliche Entsprechung des Saturnprinzips ist: »Klarheit und Beschränkung auf das Wesentliche.« Beim Fasten kannst du dieses Prinzip wundervoll verwirklichen.

Wenn du deinen Saturn im 2. Haus hast, dein 2. Haus im Steinbock steht, du eine starke Saturnbetonung in deinem Horoskop hast oder zur Zeit eine Saturnphase in Auslösung ist, kannst du dieses Saturnprinzip durch Fasten leben und dadurch erlösen. Erlösen heißt, daß du das Prinzip bewußt lebst, es integriert hast, so daß du es nicht auf einer unbewußten Ebene erleidest. Wenn du eine entsprechende Konstellation hast, wie oben beschrieben, und diese nicht erlöst, könntest du eine Einschränkung von außen erleben oder auch zu Problemen an den Knochen, den Gelenken und den Zähnen neigen. In diesem Fall würdest du es eher auf einer unbewußten Ebene erleben.

Fasten wäre für dich auch dann eine optimale Möglichkeit, wenn du eine Mars/Saturn Konstellation im Horoskop hast, denn durch das Fasten wird das Saturnprinzip erlöst. Dadurch wird die Energie des Mars, die vielleicht vorher durch den Saturn gebremst war, in einer Klarheit frei, daß es eine wahre Freude ist.

# Was können wir durch Fasten gewinnen?

So wie du dich beim Fasten von der Nahrungsaufnahme im Außen abwendest und auf Eigenversorgung umschaltest, so kannst du dich auch im geistig-seelischen Bereich nach Innen wenden. Das verhilft dir dazu, wieder auf die feinen Signale zu hören, die du immer bekommst: das Gefühl von Trauer, die Müdigkeit, aber auch das Empfinden, jetzt besonders leistungsfähig zu sein, der Wunsch nach einem ruhigen Spaziergang im Wald, die leichte Abneigung gegen Trubel und Menschenmengen. Registriere die leise Stimme in dir, die schon immer zu dir gesprochen hat, die du aber in deiner Eile und in deinem Streß nicht gehört hast. Sie ist über diese Mißachtung nicht beleidigt, sie hat schon immer versucht, dir zu sagen, was gerade bei dir los ist, und sie wird es auch weiterhin tun. Deine Wahrnehmung dafür wird steigen, du wirst sensibler für das, was in dir vorgeht, je öfter du fastest.

Du kannst jetzt aufnahmebereiter werden für Schönheiten der Natur, die du vorher übersehen hast, oder auch für Menschen, zu denen du einen inneren Bezug hast, was du vorher vielleicht nicht empfinden konntest. Ein anderer Punkt kann sein, daß du auch aufnahmebereiter wirst für deine eigenen Bedürfnisse. Vielleicht merkst du jetzt, daß dich dein Beruf nicht ausfüllt, daß du gerne ein Hobby ausüben möchtest – Malen, Töpfern, Gartenarbeit. Du kannst auch spüren, daß es andere Bereiche gibt, die einer Änderung in deinem Leben bedürfen, ein wichtiger Punkt dabei könnten auch deine Ernährungsgewohnheiten sein.

Du wirst vielleicht mehr Ruhe und Ausgeglichenheit verspüren, dies ist unter anderem dadurch bedingt, daß du weniger Stoffwechselleistung erbringst, aber auch dadurch, daß du deine Bedürfnisse besser erkennst. Spannungen, die du vorher hattest, werden abgebaut, du kannst auch eine wohlige Müdigkeit empfinden.

Im Volksmund gibt es ein Sprichwort: »Ein voller Bauch studiert nicht gern.« Beim Fasten können dir die Klarheit des Geistes und die gesteigerte Konzentrationsfähigkeit das Lernen erleichtern. Aber auch die Meditation und Kontemplation werden dadurch sehr gefördert.

## Bewußtwerdung

Den Punkt, den wir als zentral ansehen, möchten wir als ersten nennen: die intensive Selbsterfahrung und Selbsterkenntnis und das Erlangen von Bewußtheit. Durch Fasten kannst du sehr viel über dich erfahren, über deine Ängste, über Süchte, über dein Verhalten anderen Menschen gegenüber. Vieles von dem, was du erfährst, hat mit Gewohnheit zu tun.

Gewohnheiten können durchaus ihre Vorzüge haben. Es sind Mechanismen, die du entwickelt und ständig eingeübt hast, bis sie eines Tages automatisch ablaufen. Du mußt dabei nicht bewußt überlegen. Wenn du einen Führerschein hast, dann denke einmal zurück an deine erste Fahrstunde. Wie schwierig war es da für dich, an all das zu denken, woran du denken mußtest: Sitz und Spiegel einstellen, Gurt anziehen, starten, schalten, zurückschauen, Fußgänger und alle anderen Verkehrsteilnehmer im Auge behalten, besonders auf Kinder achten, immer wieder schalten, bremsen und gasgeben, immer wieder im Wechsel, die Verkehrsschilder beachten, hast du deine Blinkanlage auch vorher überprüft? Zu dem Zeitpunkt war das sicher auch für dich ein Problem. Und heute? Du hast nun so viel Übung erlangt, daß dies alles zur Gewohnheit geworden ist. Vieles läuft automatisch ab, ohne daß es dich noch belastet. Und das ist gut so. Wenn du ständig alle Außenreize bewußt erleben würdest, wärst du überlastet. Du kannst nicht alles gleichzeitig bearbeiten. Da gibt es Instanzen in deinem Gehirn, die deine Eindrücke filtern und Wichtiges von Unwichtigem trennen. Das, was dir zur Gewohnheit wurde, ist nicht ständig völlig präsent in deinem Wachbewußtsein, und dadurch wird dieses entlastet.

Doch deine Gewohnheiten werden zu deinem Schicksal. Deshalb solltest du sie dir immer wieder betrachten und bereit sein, sie zu verändern. Dazu könnte dein Fahrstil gehören, dein Umgang mit Partnern und Arbeitskollegen, Ernährung, Süchte, ständige Überforderung und manches mehr. Bei allem, was du überprüfen solltest, hast du sicher bereits viele Signale bekommen – aus dir heraus oder von außen – die dir dies anzeigten. Dafür müßtest du aber eine Gewohnheit, die sich doch so schön eingespielt hat, wieder aus dem Unterbewußtsein heraufzitieren ins Wachbewußtsein. Denn nur dort kannst du eine solche Überprüfung durchführen. Nun sind wir bei dem Problem der Schattenbereiche: Was nach oben ins Bewußte drängt, macht erst mal Angst – was wird sich da ändern? – also: Lieber nichts aufrühren, das hat immer noch Zeit, das muß ja nicht gleich heute sein.

Wolfgang hat einmal als Heimleiter in einem städtischen Altenheim gearbeitet. Einer der häufigsten Sätze, die er dort hörte, wenn er etwas verändern wollte, war: »Das haben wir aber immer schon so gemacht.«

Das ist ein typisches Beispiel für Gewohnheit! Gewohnheiten, die dich belasten, führen dich in die Unordnung. Du wirst in irgendeiner Weise krank. Das ist auch der Grund, warum wir so viel Wert darauf legen, dir solche grundsätzlichen Mechanismen in diesem Buch aufzuzeigen. Bewußtwerdung, die passiv geschieht, vollzieht sich oft nur sehr langsam und ist sehr schmerzhaft. Diese Erfahrung haben wir und viele andere Menschen schon gemacht. Vielleicht auch du. Beginnst du aktiv, deine Bewußtwerdung zu fördern, wird es die nächste Zeit sicher auch drunter und drüber gehen, aber als Lohn können wir dir etwas in Aussicht stellen. Du wirst mehr Freiheit gewinnen.

Auch die Erfahrung, nicht vom Essen abhängig zu sein, gibt dir beim Fasten ein bewußtes Freiheitsgefühl. Und das kann ein wundervolles Erlebnis sein.

Nur durch Bewußtheit hast du die Möglichkeit, das, was du erfahren hast in dieser Zeit, auch dauerhaft im Alltag umzusetzen. Selbst mit Bewußtheit wirst du nicht all das ändern, was du dir nach der ersten Fastengruppe vorgenommen hast. Manche Gewohnheiten sind sehr hartnäckig. Aber laß dich dadurch nicht erschüttern. Das Beginnen ist wichtig, und bei einem Rückfall hast du die Möglichkeit, dieses Thema erneut anzugehen.

## Neubeginn

Mit all dem, was du in deiner Fastenzeit erfahren hast, gehst du nun wieder in den Alltag, um dort das zu verwirklichen, was du dir vorgenommen hast. Es kann für dich ein Neubeginn auf allen Ebenen sein.

Es liegt nun an dir allein, ob sich dein Körper wieder in Richtung Verschlackung oder in Richtung weiterer Reinigung und Erneuerung entwickelt. Du allein entscheidest, was du in deinen Körper in Zukunft aufnimmst und was du dir nicht mehr zumuten willst.

Verschlackung heißt, du wirst mehr oder weniger wieder in den alten Trott kommen. Nach und nach vergißt du einen guten Vorsatz nach dem anderen. Wenn dich jemand darauf anspricht, wirst du Ausreden genug parat haben, wer oder was daran schuld ist: das Kantinenessen, die Familie, die nicht mitmacht, der Streß und vieles mehr. Das sind aber alles nur fadenscheinige Gründe. Der einzige Grund, der übrigbleibt, ist ein Mangel zur Bereitschaft an Veränderung.

Wenn du die Bewußtheit integriert hast, so wird dir dieses in dem Maße sicher nie passieren. Du kannst nun nicht mehr unbewußt in den Tag hinein leben, und du wirst es auch nicht mehr tun. Du zählst nun zu den Wissenden und weißt, daß es andere Möglichkeiten gibt, andere Wege. Wege, die zu mehr Licht in deinem Leben führen. Die Auswirkungen des Lichts wirst du im nächsten Abschnitt erfahren.

Vorher wollen wir dir unsere Erfahrungen mitteilen, die wir selbst und auch viele Kursteilnehmer gemacht haben:

Ursula hatte, bevor wir unsere Ernährung total auf Rohkost umstellten, nach jeder Fastenzeit Tränen in den Augen, weil sie nun wieder essen sollte. Und wir waren mit der Vollwerternährung, die wir vorher praktizierten, durchaus zufrieden. Und doch gab es bei ihr die innere Stimme, die ihr immer öfter sagte, da gibt es für dich noch etwas anderes, etwas, was dir jetzt mehr entspricht. Wir merkten beide, daß mit Eintritt der Kochkosternährung wieder viel Energie für die Verdauung abgezweigt wurde. Seit wir unsere Nahrung erneut umgestellt haben, ist für uns der Übergang zwischen Fasten und Essen kaum noch spürbar. So haben wir zur Zeit für uns eine optimale Verbindung zwischen diesen beiden Polen gefunden.

Viele Kursteilnehmerinnen und -nehmer haben sich etwas mehr vorgenommen als sie dann tatsächlich verwirklichten. Es gibt jedoch wenige, die wieder total in den alten Trott zurückgefallen sind. Je häufiger jemand fastet, desto eher kann er auch das verwirklichen, was er sich vornimmt. Das liegt einmal daran, daß er besser abschätzt, wieviel er sich zumuten kann – er vermag also immer besser auf seine innere Stimme zu hören. Zum anderen fällt den meisten mit häufigerem Fasten das Ändern auch leichter. Die Teilnehmer werden wieder flexibler, abenteuerlustiger, offener. Sie geben auch immer wieder an, daß sie erst nach einiger Zeit manches wirklich verinnerlicht hatten. Der Same hierzu wurde jedoch innerhalb einer solchen Fastenwoche gelegt. Das Freiheitsgefühl, das sie bei solchen Erfahrungen hatten, wird immer wieder erwähnt.

## Veränderungen im geistig-seelischen Bereich

Die *Erfahrung der Eigenverantwortlichkeit* ist nicht zu unterschätzen in dem System, in dem wir leben. Die meisten Menschen haben diese Erfahrung in ihrem Leben nur sehr begrenzt gemacht. Sie sind so sehr in die Gesetze, in Konventionen und Traditionen eingebunden (Familie, Beruf, Kirche, Vereine), daß das Empfinden dafür kaum aufkommen kann. Sie haben ständig das Gefühl, es anderen recht machen oder Erwartungen anderer erfüllen zu müssen, im Streß zu sein und so weiter. Kein Wunder, daß bei einem solchen Leben der Sinn immer mehr verlorengeht.

*Zusätzliche Energie:* Bei und nach einer Fastenwoche kannst du spüren, daß du über mehr Energie verfügst. Woher diese kommt, haben wir verschiedentlich schon beschrieben. Einmal verbrauchst du weniger Energie für die Verdauung. Weiterhin löst du viele Blockaden, wodurch gestaute Energie wieder frei fließen kann.

*Lebensfreude:* Du kannst Lebensfreude nur dann dauerhaft empfinden, wenn du beginnst, dich selbst zu lieben. Wie solltest du auch Lebensfreude empfinden, wenn du es dir selbst nicht wert bist? Du kannst es dir wert sein, ab sofort an dir zu arbeiten, daß du nur noch das tun mußt, was du gern machst. Du kannst dich auch entschließen, bei allem, was du tust, Freude zu empfinden. So wird in dir eine Lebensfreude aufsteigen, die du dann ausstrahlst und mit der du auch deine Mitmenschen erfreuen kannst. Habe einfach den Mut, an dir zu arbeiten. Lebensfreude kommt nicht von allein, sie ist wie alles ein Bewußtseinsschritt, den du zulassen kannst oder gegen den du dich wehrst und den du ablehnst. Du bist deines Glückes Schmied, der Gestalter deines ganzen Lebens, also auch deiner Lebensfreude.

*Mut zu Änderungen:* Lebendig sein heißt Energien fließen lassen, und dies wiederum bedeutet ständige Veränderung und Flexibilität. Durch Fasten wird dein Wille gestärkt. Und einen starken Willen wirst du brauchen, um Lebensgewohnheiten zu ändern. Auch wenn du bereit bist, dein Leben sofort ganz anders anzugehen, wirst du dich wundern, wie sehr dir dein altes Muster, in dem Augenblick, in dem du dich entscheidest, es loszulassen, erst einmal noch von außen entgegenkommt. Die Menschen deiner Umgebung, seien es Partner, Eltern, Kinder oder Verwandte, der Chef oder Kolleginnen und Kollegen, werden dir vielleicht klarmachen wollen, daß du dies oder das nicht machen kannst, daß es egoistisch oder daß deine Entscheidung nicht sozial ist. Du brauchst hier einerseits viel Verständnis für diese Menschen, denn du hast mit ihnen zusammen die Spielregeln beziehungsweise Gewohnheiten geschaffen, an die sich bisher beide Seiten hielten. Du brauchst aber auch Mut und Willen, um das, was du dir vorgenommen hast, durchzuführen. Durch Fasten kannst du dir diesen Mut, den Willen und die Disziplin aneignen.

*Genuß am Leben:* Wenn du diese Zeit durchstanden hast, wirst du um ein Vielfaches mehr das Leben genießen können, als je zuvor. Diesen Genuß brauchst du nicht einzugrenzen auf bestimmte Bereiche. Wenn du eine Neuentscheidung in deiner Ernährung triffst, wirst du diesen Genuß bei deinem Essen spüren, du wirst ihn empfinden bei jeder Tätigkeit, sei es im privaten oder im geschäftlichen Bereich. Du kannst dich dahin entwickeln, jeden Augenblick, den du lebst, zu genießen. Du wirst dafür immer mehr im Augenblick sein, im Hier und Jetzt, denn nur dort wirst du wahren Genuß erleben können. Die meisten Menschen sind viel zu häufig in der Vergangenheit oder in der Zukunft und verpassen es dadurch, die schönsten Augenblicke in ihrem Leben zu genießen, das »Jetzt!«

Du kannst dahin gelangen, daß du genießt, ohne daß du irgendwann etwas bereuen wirst. Hier mußt du dir aber gerade über deine Ernährungsgewohnheiten viele Gedanken machen, denn dieser Bereich ist einer der gravierendsten, der dazu beiträgt, daß sich geistiges Fehlverhalten im Körper manifestieren kann.

*Mehr für sich tun:* Bei all diesen Punkten, die wir bisher aufgeführt haben, wirst du eines Tages entdecken, daß du bedeutend mehr für dich tust, als du es je vorher getan hast. Dadurch bedingt, wirst du deine Probleme besser lösen können, mehr Spaß an allem empfinden einschließlich des Essens. Das kann dahin führen, daß du immer öfter ein Hochgefühl erlebst und daß bei dir die Augenblicke, in denen du Ekstase empfindest, immer zahlreicher werden. Ein anderer Ausdruck dafür wäre, das Leben in jedem Augenblick vibrieren zu fühlen.

Vielleicht geben allein diese Punkte für dich den Ausschlag, zum Fasten »ja« zu sagen. Aber als nächstes werden wir dir noch einige Vorteile im körperlichen Bereich aufzeigen.

## Veränderungen im körperlichen Bereich

Die Veränderungen im körperlichen Bereich stehen in unseren Fastenkursen nicht im Vordergrund. Sie sind zwar wichtig, weil sie der Ausdruck sind, daß etwas im geistig-seelischen Bereich vollzogen wurde. In unseren Kursen werden auch keine täglichen Kontrollen des Gewichtes, des Blutdrucks oder des Urins durchgeführt. Wir legen mehr Wert darauf, daß die Teilnehmer der Seminare lernen, auf ihre innere Stimme zu hören. Je mehr jemand sich dem öffnet, desto weniger braucht er meßbare Werte. Wir lehnen diese Parameter jedoch nicht grundsätzlich ab. Wer das Bedürfnis hat, sich auf diesem Wege zu kontrollieren, soll es tun.

Das heißt aber nicht, daß wir den körperlichen Aspekt des Fastens vernachlässigen. Der Körper ist das Gebäude, in den die Seele Einzug gehalten hat, das haben wir schon einmal erwähnt. Dieses Gebäude ist in dieser Welt der Polaritäten so wichtig wie die Seele selbst, genauso wichtig wie der kosmische Geist, denn ohne den Körper wäre keine Entwicklung in dieser Welt der Formen möglich. Er ist das »Haus Gottes«, wie es das Christentum nennt, er ist der Tempel! Wer den Inhalt richtig begriffen hat, wird danach streben, den Körper für die göttliche Energie in sich reinzuhalten und zu schmücken. In allen Weltreligionen werden die Gotteshäuser ganz festlich gestaltet, mit viel Prunk, um den Inhalt zu preisen. Genau das ist die Art, die wir vermitteln, wie auch du mit deinem Körper umgehen kannst. Welche Veranlassung solltest du haben, diesen Körper mit Giften und Schlacken weiterhin zu entweihen? Wenn du all diese Stoffe herausbefördert hast, wirst du ein wundervolles Körpergefühl haben.

Nun beschreiben wir einzelne Effekte, die als Gewinn für den Körper festgestellt werden können:

*Verjüngung:* Dieser Punkt wäre ebenso unter dem seelisch-geistigen Bereich aufzuführen, denn eine Verjüngung wird sich im Geistigen genauso vollziehen wie im Körperlichen. Ein deutlicher Hinweis im Körper braucht aber häufigeres Fasten, entsprechende Bewußtseinsschritte und eine gravierende Ernährungsumstellung.

*Gewichtsabnahme:* Für viele, besonders für einen übergewichtigen Menschen, ist die Gewichtsreduzierung sicherlich auch ein sichtbarer Beweis, daß sich an und in ihm etwas in Bewegung gesetzt hat. Er sieht, daß er etwas loslassen konnte. Fülle im Körper ist ein Zeichen für besonders viele selbst auferlegte Begrenzungen; vielleicht brauchst du ein dickes Fell, eine Schicht, die dich schützt. Einen so manifesten Schutz benötigst du aber nur, wenn du das Gefühl hast, dich anders nicht schützen zu können, oder du kompensierst andere Bedürfnisse mit Essen. Wenn du alternative Wege gefunden hast, deine Wünsche zu erfüllen, dann wirst du das Gewicht auch endgültig loslassen können. Hierfür genügt es eben nicht, eine Diät zu machen oder zu hungern. Es ist das Loslassen alter Gewohnheiten, die sich auf die körperliche Ebene niederschlagen.

*Haut:* Nach anfänglichen Schwierigkeiten, die auftreten können, auch bei einer Kurzfastenzeit, kannst du davon ausgehen, daß deine Haut schöner wird. Die anfänglichen Schwierigkeiten treten auf, weil dein Körper die Haut benutzt, um die Schlacken, die im Körper sind, auszuscheiden. Es können Akne und alle anderen Arten von Hautunreinheiten auftreten. Laß sie geschehen, ohne daß du sie durch eine Salbe oder ein Medikament unterdrückst, denn ansonsten wird der Schmutz im Körper bleiben. Sei dir immer bewußt, daß der Körper sehr wohl weiß, wie er sich regulieren kann, und wenn du es geschehen läßt, wird er dir hinterher auch die schönste Haut als Geschenk überreichen.

*Gesundung:* Alle Arten von Krankheitssymptomen können verschwinden. Einige wenige wollen wir hier aufführen: im Prinzip sind es alle sogenannten Zivilisationskrankheiten, Allergien, Bluthochdruck, Hautprobleme, Arteriosklerose, Rheuma, Gicht, Diabetes und vieles mehr. Sei dir aber bewußt, daß du nicht von Heilung sprechen kannst, wenn du nicht mehr tust als fasten. Du hast zwar deinen Körper entschlackt, und er braucht dir im Moment nicht diese Symptome zu zeigen. Heilwerden heißt aber, in seine Mitte kommen, in seine innere Ordnung. Zu dieser Ordnung kannst du dann auch konsequent selbst beitragen.

*Entgiftung und Entschlackung:* Diesen Punkt haben wir schon häufiger beschrieben. Es gibt Ernährungsspezialisten und auch Wissenschaftler, die absolut bestreiten, daß es Schlacken im Körper gibt. Wer mit Fasten und Reinigung begonnen hat und sich all die Veränderungen bewußt macht, der wird schnell selbst ein Bild davon bekommen, welche These für ihn wahrscheinlicher ist. Je häufiger du Fasten als Entgiftung und Entschlackung einsetzt, um so mehr kannst du es auch als Vorbeuge- und Verhütungsmittel im gesundheitlichen Sinne betrachten. Wobei wir Gesundheit als »die Ordnung in Körper, Geist und Seele« sehen.

Viele andere körperliche Vorteile könnten wir hier noch anführen. Diese sind aber wohl die wesentlichsten. Wer nur die körperlichen Aspekte sieht und mit Fasten etwas erreichen will ohne anschließende Ernährungsumstellung, der wird schnell feststellen, daß er all die Symptome, die er gerade losgeworden ist, bald wieder bekommt.

Zum Abschluß noch zwei Sätze, die hierzu passen:

1. »Was will ich in meinem Leben erreichen, und was bin ich bereit, dafür zu tun?«
2. »Nimm dir, was du willst, und zahle.«

# Der Zeitpunkt des Fastens

In vielen Kochbüchern steht ein Satz besonders häufig: »Man nehme...« So gibt es viele Menschen, die für alles in ihrem Leben ein Rezept wünschen, nach dem sie verfahren können. Auf diesen Punkt bezogen, den wir jetzt besprechen, würde das bedeuten: »Am günstigsten ist es, wenn du dann und dann fastest!« Ein solches Rezept gibt es aber glücklicherweise nicht. Wir haben schon häufiger den Punkt Eigenverantwortlichkeit angesprochen. Und dies bedeutet, daß du den Zeitpunkt selbst bestimmst. Es gibt aber durchaus einige Gesichtspunkte, die wir ansprechen möchten, damit es dir leichter fällt, deine Entscheidung zu treffen.

## Der Idealfall

Im Idealfall ist es so, daß du deine innere Stimme hörst, die dir sagt: Jetzt ist es wieder einmal an der Zeit, zu fasten. Wenn du ungeübt bist, wirst du jetzt möglicherweise schnell sagen, da könnte ich aber lange warten, vielleicht mein ganzes Leben lang. Das besagt aber nicht, daß du keine innere Stimme hast, sondern eher, daß du es verlernt hast, auf sie zu hören. Du kannst davon ausgehen, daß jeder, also auch du, eine solche innere Stimme hat. Und diese innere Stimme sagt dir genau, wann der Zeitpunkt gekommen ist, wieder einmal durch freiwilligen Verzicht einen Schritt vorwärtszugehen. Wenn du es im Laufe der Zeit gelernt hast, auf diese innere Stimme zu hören, wird es dir ein Bedürfnis sein, diesen Zeitpunkt zu nutzen. Dann sind auch die anderen

Punkte, die wir in diesem Kapitel noch besprechen, für dich belanglos. Wenn du also so weit bist, dann höre einfach nach Innen. Wir haben schon Therapeuten gesprochen, die meinten, der Mensch oder der Körper des Menschen würde niemals freiwillig fasten, weil es seinem biologischen Trieb entgegensteht. Aber da fragen wir dich ernsthaft: Würde ein Körper, der diesen biologischen Trieb, also den Drang zu leben, ernst nehmen würde, sich ständig verschlacken und vergiften? Das Grundbedürfnis von wahrem Leben ist Harmonie, ist Ausgleich. Ungeeignetes Essen bringt diese Harmonie in Unordnung. Wir wollen es dir noch an einem Bild aus den Tarotkarten aufzeigen. Die achte Karte der zweiundzwanzig großen Arkana heißt »Die Gerechtigkeit«. Die Person auf dem Bild des ursprünglichen Tarot-Decks hat traditionell als Symbole zwei Elemente: Das Schwert und eine Waage. Mit dem Schwert, dem Werkzeug der Entscheidung, kannst du die Waage immer wieder zum Ausgleich bringen. Gibst du auf der einen Seite der Waage etwas dazu, kommt die Waage ins Ungleichgewicht, egal auf welche Waagschale du etwas gibst oder etwas wegnimmst, immer kommt Unordnung als Resultat heraus. Wenn du jetzt einmal deinen Körper als Waage nimmst und du auf der einen Seite denaturierte Kost hinzugibst, so muß dein Körper diese auf der anderen Seite als Schlacke wieder abgeben. Dann ist der Ausgleich geschaffen. Gibst du auf der einen Seite harmonische Nahrung und Vitalstoffe hinein, dann brauchst du eben weniger Phasen, in denen du auf der anderen Seite wieder Müll abbauen mußt.

Je öfter du also fastest, je mehr dein Körper wieder in Harmonie kommt, um so weniger brauchst du natürlich auch lange Fastenzeiten.

## Arbeit/Freizeit

Auch hier gibt es keine generelle Regelung. Vieles spricht dafür, daß du zumindest deine erste Fastenwoche in der Freizeit oder im Urlaub machen solltest. Noch idealer ist eine Gruppe, in der du zusätzlich viele Anregungen bekommst für das Fasten, die Aufbauzeit, die Ernährung danach und Tips für eine neue Ausrichtung deines Lebens. Solltest du dafür zur Zeit keine Möglichkeit haben, dann versuche zumindest die ersten Fastentage auf freie Tage oder ein Wochenende zu legen, damit du in der Umstellungsphase deines Körpers mehr bei dir sein kannst. Es ist aber in jedem Fall möglich, auch während der Fastentage zu arbeiten. Grundsätzlich ist das auch bei höchster Anforderung möglich, die Frage dabei ist natürlich nur: Was willst du erreichen? Glaubst du, daß du dann noch Zeit hast, in deinen Körper hineinzuhören? Also vermeide zumindest den beruflichen Streß und lege nicht zusätzlich noch eine Menge private Termine in diese Zeit. Sprich auch mit deinen Familienangehörigen oder Partnern, damit diese deine Zeit nicht verplanen. Noch besser wäre es natürlich, wenn sie mitmachen würden.

Erlaube dir, die ersten Male in Gemeinschaft zu fasten, und entscheide dich dafür, gute Kursangebote anzunehmen, denn dann wirst du den größten Nutzen für dich erreichen. Hier kann auch eine Fastenkrise, soweit eine solche bei dir entsteht, besser aufgefangen werden. Du bekommst deine Fragen beantwortet, zumindest soweit dies möglich ist. Wenn du keine befriedigende Antwort bekommst, solltest du dies zum Anlaß nehmen, weiter zu forschen. Nachdem du dich entsprechend informiert hast, kannst du auch allein fasten, empfehlen würden wir dies jedoch erst einem fortgeschrittenen Faster.

## Frühjahr/Herbst

Diese Frage wird sich bei dir vielleicht auch stellen: Ist es nicht günstig in diesen Jahreszeiten zu fasten? Sie sind geradezu geschaffen fürs Fasten. Du kennst den Frühjahrsputz. Wenn du ihn nicht regelmäßig selbst durchführst, so hast du aber sicher schon Menschen getroffen, die zu Beginn des Frühjahrs den Drang verspüren, Hausputz zu halten. Dabei kommt ein Grundbedürfnis des Menschen an das Tageslicht: Reinigung. Das leichte, beschwingte

Frühjahr lädt geradezu ein, sich von altem Ballast zu befreien. Die Fenster werden geputzt, das bringt mehr Klarheit und eine bessere Sicht. Die dicke Winterkleidung kommt wieder in den Schrank, alle Ecken und Winkel werden durchstöbert, um nichts Belastendes mit in diese beschwingte Zeit zu nehmen. Kein Wunder also, daß gerade im Frühjahr häufiger Fastenkurse angeboten werden. Die wärmere Witterung erleichtert das Fasten, die blühende Natur öffnet mit ihrem Farbenspiel so manches Herz auf den Spaziergängen und Wanderungen. Es ist also auch verständlich, wenn sich gerade in dieser Zeit viele Menschen leichter zum Fasten entschließen. Dies ist auch die Zeit, die in vielen Weltreligionen als Fastenzeit genutzt wird.

Im Herbst ist ein ähnliches Prinzip am Werk. Es wird Zeit, sich winterfest zu machen. Das Auto wandert in die Werkstatt, wir wollen uns im Winter darauf verlassen können. Es soll bei der größeren Belastung, der es durch die Jahreszeit bedingt ausgesetzt ist, nicht versagen. Alle Reparaturen im Haus und Hof werden noch durchgeführt, damit im Winter der Zahn der Zeit nicht zu sehr daran nagt. Warum nicht auch an den eigenen Körper denken? In diese Zeit fällt, von der Astrologie her, das Sternzeichen des Skorpions. Dies ist das Prinzip der Transformation, das Stirb-und-Werde-Thema. Die Natur befreit sich von allem Ballast und richtet sich auf das Notwendigste aus. In dieser Zeit geht sie nach innen, damit dort das Licht wachsen und die Energie sich sammeln kann, die dann im Frühjahr wieder explosionsartig ihren Weg nach außen sucht.

Auch in dieser Zeit kann es durchaus noch warm sein, und du wirst auch noch eine wunderschöne Farbenpracht erleben können, wenn es jetzt auch ganz andere Farben sind als im Frühjahr. Wir nutzen genau diese beiden Jahreszeiten mit all ihrer Symbolik für unsere Fastenseminare. Wir persönlich haben keine so strenge Regelung, da wir häufiger für kurze Zeit fasten – immer dann, wenn sich unsere innere Stimme meldet.

## Wenn die Hose zu eng wird

Dies ist ein ganz banaler Grund, um sich Gedanken darüber zu machen, ob es nicht sinnvoll wäre, wieder eine Fastenkur einzulegen. Deine zu enge Hose könnte gerade jetzt der Anstoß sein, dein ganzes Leben zu ändern. Selbst wenn du bisher dies immer nur zum Anlaß genommen hast, beim Essen kürzer zu treten oder gar einmal für ein paar Tage eine sogenannte Diät durchzuführen. Gerade jetzt könnte es anders sein, wenn du es nur willst. Und wenn du dann noch dieses Buch liest, kannst du ganz sicher davon ausgehen, daß es diesmal etwas anderes ist. Die zu enge Hose kannst du als Grund nehmen, dir einmal etwas mehr Gedanken zu machen. Du kannst sie als Aufforderung sehen, dich wieder in Bewegung zu setzen, um etwas in deinem Leben zu ändern.

Dieser Beweggrund ist sicher bei vielen Erstfastern ein entscheidender. Bei Fastenerfahrenen überwiegt jedoch häufig der geistig-seelische Aspekt.

## Nach ausgiebigen »Entgleisungen«

Ursachen für solche kulinarischen »Entgleisungen« gibt es in Hülle und Fülle und dies zu allen Jahreszeiten. Angefangen von den großen kirchlichen Feiertagen, bis hin zur Hochzeit, Mutter- und Vatertag, alle Geburtstage, die Sommerfeste und Grillparties, die Weinfeste, die Kirchweih, Silvester und Fasching. Nicht zu vergessen die »kleinen Belohnungen«, die wir uns oder lieben anderen Menschen gönnen. Zum Sonntag, und in der heutigen Zeit nicht nur dann, gehört der Sonntagsbraten und natürlich am Nachmittag auch ein Sonntagskuchen. Wir haben sicher noch nicht alles aufgezählt, aber du merkst nun, wie viele Anlässe es gibt, zu entgleisen.

Wir wollen dir nicht die Freude am Feiern nehmen. Wer jedoch bewußt fastet und ißt – so ist unsere These, die auch wir in unserem Leben verwirklicht haben –, der feiert eigentlich immer. Solltest du aber einmal zu einer üblichen Feier eingeladen sein und von deiner Linie abkommen, genieße es und höre danach in dich hinein, ob du den anderen Pol, das Fasten für einen oder zwei Tage zum Ausgleich integrieren möchtest. Mache dir aber nichts vor. Wenn du jeden zweiten Tag eine solche Ausnahme zuläßt, dann beginnst du schneller, als du denkst, wieder zu verschlakken.

Vielleicht ist dir aber bei dir selbst oder bei anderen schon aufgefallen, daß nach ausgiebigen Entgleisungen viele Menschen dieses Grundbedürfnis Fasten, zumindest am Vormittag, instinktiv haben.

## Krankheit

Erinnere dich an unsere Definition von Krankheit: eine Unordnung in der Einheit Körper, Geist und Seele. Das, was allgemein als Krankheiten bezeichnet wird, sind im Grunde immer nur Symptombeschreibungen. Eine der wirkungsvollsten Therapien, die du dir bei jeder Krankheit gönnen kannst, ist das Fasten. Es wird oft davon gesprochen, daß Fasten ein Messer ohne Chirurg ist, weil diese Art der Gesundung genauso einschneidend sein kann wie ein Operationsmesser. Fasten ist die einfachste und billigste Therapie, die sich jeder leisten kann. Krankheit ist immer der Versuch des Körpers, Giftstoffe loszuwerden, egal ob es nun ein Hautauschlag ist oder ob Viren oder Bakterien dabei helfen.

Erinnere dich aber auch daran, was wir über die Entstehung der Krankheitssymptomatik erklärt haben. Ein geistiges Prinzip wird nicht gelebt, es fällt in die Stofflichkeit und manifestiert sich dort. Auf der körperlichen Ebene ist dies einhergehend mit der Verschlackung und Vergiftung deines Körpers. Wenn das Maß deines Körpers voll ist, läuft es über. Dies nun sind die Symptome, die du im Körper wahrnimmst. Die Symptome sind also die letzte Möglichkeit der Seele, dich darauf aufmerksam zu machen, daß etwas nicht in Ordnung ist. Tiere, alte oder kranke Menschen, vor allem kranke Kinder, erkennen oft, daß ihr Körper nun keine Nahrung von außen braucht, sondern etwas von innen nach außen befördert werden soll. Bei Kindern kann man dies besonders gut beobachten. Wenn sie eine Kinderkrankheit überwunden haben, ist in der Regel auch ein Riesenschritt in ihrer Entwicklung vollzogen.

Wie reagieren viele Menschen meistens auf das Bedürfnis dieser Kranken? Auch Pflegepersonal und Ärzte? Sie raten diesen Menschen dringend ab, nichts zu sich zu nehmen, sie überreden sie sogar dazu, unbedingt zu essen, damit sie schneller gesund werden, und blockieren so unbewußt den Genesungsprozeß.

## Regeneration

Bei jeder Art von Regeneration kann dir Fasten ein wundervoller Wegbegleiter sein. Dieser Begleiter wird dir dabei helfen, deinen eigenen Generator wieder auf Vordermann zu bringen. Noch schöner ist es, wenn du es schaffst, immer bewußter Empfänger der kosmischen Energie zu werden, denn dann mußt du nicht ständig deine Energie »selbst erzeugen«. Wenn du dich an diese allumfassende Energie bewußt angeschlossen hast, wirst du auch niemals mehr das Gefühl haben, ausgesaugt zu sein, leer, verbraucht! Die Energie, mit der du dann Kontakt hast, ist unerschöpflich, sie verbraucht sich nie.

## Zur »Therapiebegleitung«

Mit Fasten kannst du jede Art von Therapie unterstützen, auf die du dich einlassen möchtest, um Bewußtseinsschritte zu machen: Psychotherapie, Tattwa- und Trancearbeit, Reinkarnationstherapien und vieles mehr. Durch begleitendes Fasten kommst du schneller an deine Blockaden, schneller an deine Begrenzungen. Du erreichst schneller den Punkt, an dem du das bestehende Muster loslassen kannst, und symbolisierst dies gleichzeitig auf der körperlichen Ebene. Hier vollziehst du das schon, was auf der anderen Ebene auch geschehen wird.

## Nach innerem Bedürfnis

Hier sind wir nun wieder am Ausgangspunkt angelangt. Fasten nach innerem Bedürfnis. Du spürst, wenn du nicht loslassen kannst, wenn dich ein altes Muster begrenzt. Du kannst dich nun entscheiden, dieses Problem anzugehen. Es wird dir leichter fallen, wenn du dich dazu entschließt, in dieser Zeit des Loslassens zu fasten. Hier wirst du sehr deutlich die Grenze spüren, an der du gerade stehst und die du überschreiten möchtest. Öffnet sich die Grenze, wirst du wieder einen neuen Horizont sehen.

## Grenzen

Oft hast du vielleicht das Gefühl,
die Grenze dessen erreicht zu haben,
was du erreichen kannst.
Und doch eröffnet jede Grenze
einen neuen Horizont in der Runde.

Jede Grenze wird im Augenblick,
in dem du sie erreichst,
zum neuen Ausgangspunkt.
Und der neue Horizont
ist die nächste Grenze.

So ist Begrenztheit
in der Grenzenlosigkeit enthalten.

# Vorbereitung zum Fasten

Wir können dir aus eigener Erfahrung empfehlen, diesen Punkt sehr zu beachten. Gerade deine erste Fastenperiode solltest du nicht unvorbereitet beginnen. Wir halten dies aber auch für alle folgenden Fastenzeiten für wichtig. Eine gute Vorbereitung ist schon der halbe Weg zum Erfolg. Beim Fasten, in dem Sinne, wie wir es dir hier vermitteln möchten, geht es nicht einfach darum, ein paar Tage ohne Nahrung zu sein. Dieser Schritt sollte immer sehr bewußt gemacht und entsprechend gut organisiert werden, denn sonst brauchst du dich nicht zu wundern, wenn du zum Schluß unzufrieden bist.

## Bewußtes Lossagen

Sich bewußt vom Alten loszusagen gehört dazu, wenn du bewußt etwas Neues beginnen willst. Es gibt ein Sprichwort, das besagt, wenn du deine Hände mit Gold füllen willst, mußt du vorher die Steine, die du darin hältst, loslassen. Sonst paßt nicht viel Gold in die Hände. Jede Form von Einweihungsritual beinhaltet diesen Punkt des Loslassens, sei es die christliche Taufe oder eine Einweihung durch einen östlichen Guru. Immer geht es darum, sich loszusagen vom Alten. Erst dann kannst du dich dem Neuen voll zuwenden. Alles, was dieses Alte symbolisiert, gehört eben zum Reich der Materie, ist Maya, wie es in der östlichen Tradition heißt, ist nur ein Schleier, eine Scheinwelt, eine Illusion.

Willst du Altes loslassen?

Wir möchten dir hier ein paar Tips geben, wie du dies am leichtesten verwirklichen kannst.

## Informationen sammeln

Du bist gerade dabei, diesen wichtigen Punkt zu erfüllen. Du liest dieses Buch, um dich über das Fasten zu informieren. Sicher wirst du schon gemerkt haben, daß es eine Fülle von Informationen gibt, die du sammeln kannst. Was ist Fasten? – Ist Fasten gefährlich? – Wann sollte ich fasten? – Gibt es Gruppen? – Was kann ich mir zumuten während des Fastens? – Wie kann ich diesen Reinigungsprozeß begünstigen? – Fragen über Fragen. Laß dir Zeit dabei, dich gründlich zu informieren. Es gibt bei allem, was du durchführen willst, bei allem, was du erreichen willst, zwei grundsätzliche Fragen. Die erste lautet: Was will ich erreichen? Also klar das Ziel definieren. Die zweite lautet: Was bin ich bereit, dafür zu tun? Hier bist du dann selbst gefordert. Es gehört immer die Bereitschaft dazu, etwas zu tun, um ein Ziel zu erreichen. Du mußt dich in Bewegung setzen. Die weiteste Reise beginnt mit dem ersten Schritt. Und vorwärts kommst du nur, wenn du weitere Schritte folgen läßt.

Beim Informieren gibt es eine entscheidende Frage: Will ich allein fasten oder in der Gruppe? Wenn du dich für eine Gruppe enscheidest, ergibt sich die nächste Frage: Welche Gruppe? Fasten wird heute in vielen Variationen angeboten, auch als Fastenwandern, meditativ und mit anderen Techniken, die zur Mitte führen. Fasten mit Vollwertaufbau, möglicherweise sogar mit Vollwertkochkurs danach. Wir bieten Fasten in Kombination mit einer Woche Sonnenkost an, mit Techniken zur Selbstfindung und viel Information über Ernährung.

# Wie will ich fasten?

Möchtest du ein reines *Wasser-Fasten* durchführen? Dies ist natürlich die strengste Art, zu fasten. Hierbei ist es vor allem wichtig, das richtige Wasser zu trinken. Darüber wirst du in diesem Buch noch informiert. Für die erste Fastenwoche würden wir diese Art des Fastens nicht empfehlen, weil es doch sehr streng ist und unserer Erfahrung nach keine höhere Effizienz hat als das Saftfasten.

Das *Saft-Fasten* wäre eine weitere Möglichkeit. Hier kannst du eine bestimmte Menge Säfte am Tag in verdünnter Form trinken. Wir bieten diese Fastenart an, weil wir überzeugt davon sind, daß gerade die Säfte eine zusätzliche hohe Wirkung auf die Entschlakkung deines Körpers haben. Warum dies so ist, beschreiben wir bei der Ernährungsform *Rohkost*.

Du kannst auch nur *mit Tee fasten*. Hier nimmst du dann in erster Linie als Getränk Kräutertee zu dir. Da aber alle Kräuter auch einen Arzneimittel-Effekt haben, wählen wir diese Form nicht. Wenn wir Tees in unseren Fastenwochen anbieten, dann in erster Linie Früchtetees, die aber unbedingt ungesüßt sein sollten. Wir haben im Laufe der Zeit unsere Erfahrungen gemacht. In einer Fastenwoche wunderten wir uns, warum alle Teilnehmer besonders wild auf einen bestimmten Tee waren. Wir merkten, daß sich in diesem Tee kandierte Früchte befanden, er war also zuckerhaltig. Wir können dir nur den Rat geben, wenn du dich für Früchtetees entscheidest, achte darauf. In der Regel sind die meisten Früchtetees aus dem Teegeschäft zuckerhaltig und zusätzlich noch mit naturidentischen Geschmacksstoffen versehen. Auch auf diese solltest du während des Fastens verzichten.

Nun hast du natürlich noch die Möglichkeit, diese drei Formen zu kombinieren. Du nimmst also mit viel Wasser verdünnte Fruchtsäfte zu dir und bei Bedarf auch warme Tees. Häufig entsteht gerade beim Fasten der Wunsch danach, etwas Warmes zu sich zu nehmen. Früher haben wir hierfür einmal am Tag eine warme Fastensuppe angeboten. Heute ist für uns der warme Früchtetee oder angewärmtes Wasser die Möglichkeit, sich diesen Wunsch zu erfüllen.

# Zeitplan aufstellen

Hierzu zählen verschiedene Faktoren, die wir teilweise schon an anderer Stelle beschrieben haben, die wir aber hier der Vollständigkeit halber noch aufführen.

*Wann will ich fasten?* Überlegungen dazu findest du im Kapitel »Zeitpunkt des Fastens«.

*Wie lange will ich fasten?* Das kannst du im Kapitel »Dauer des Fastens« nachlesen. Dieser Punkt ist auch dann zu überlegen, wenn du dich einer Fastengruppe anschließt, denn normalerweise hast du die Möglichkeit, mit deinem Fasten vorher schon zu beginnen oder hinterher noch weiterzufasten, wenn die anderen bereits mit dem Aufbau beginnen. Wir haben dies in unseren Gruppen häufig erlebt, und viele der Teilnehmer, die länger fasten wollten, saßen trotzdem mit den anderen am Tisch. Dies machte ihnen überhaupt nichts aus, da sie ein klares Ziel hatten. Es kommt nur auf deine innere Einstellung an.

Wenn du dich einer Fastengruppe anschließt, wird der nächste Punkt: *Wie gestalte ich die einzelnen Fastentage?* teilweise geklärt sein, denn eine organisierte Fastengruppe hat bestimmt einige Zeit des Tages mit einem Programm ausgefüllt. Wenn du für dich, in der Familie oder mit anderen Gleichgesinnten gemeinsam fastest, dann wäre es schon sinnvoll, wenn du dir einen »Fahrplan« erstellen würdest. Sicher solltest du es dir erlauben, wenn es dir danach ist, auszuruhen. Dies vor allem, wenn du bei der Umstellung etwas Schwierigkeiten hast. Aber vergiß nicht, daß zum Fasten Disziplin gehört, wenn du einen entsprechenden Erfolg spüren möchtest. Möchtest du bestimmte Körperübungen durchführen, Meditationen oder Übungen für den Geist, schwimmen oder andere Aktivitäten, vielleicht einen Spaziergang? All das sind Punkte, die du dir vorher überlegen könntest. Nimm dir dabei vor allem nicht zuviel vor. Es geht nicht darum, daß du dir ein Marathonprogramm erstellst. Es geht um Disziplin und Regelmäßigkeit, die du dir damit aneignen kannst. Beides sind Eigenschaften, die du auch für andere Vorhaben nach der Fastenzeit gut gebrauchen kannst. Bist du ein sehr disziplinierter Mensch, dann höre während des Fastens in dich hinein, ob du dich in dieser Zeit nicht einfach einmal nur treiben lassen und das Nichtstun genießen möchtest.

## Medikamente und Genußgifte

Hier gibt es einen Grundsatz, den wir vorausschicken wollen: Nach Möglichkeit beides weglassen, denn beides stört die Entschlackung entscheidend. Du willst doch deinen Körper dabei unterstützen, daß er alte Schlacke abbaut, und ihn nicht dabei behindern. Unsere Erfahrung ist, daß alles weggelassen werden kann. Hier wollen und dürfen wir dir aber keinen pauschalen Rat geben. Dies ist nur in einem persönlichen Gespräch möglich.

Die Entscheidung liegt bei dir, und du trägst dafür auch die Verantwortung. Die kann dir auch kein Arzt oder Heilpraktiker abnehmen. Sie können dich zwar beraten, aber letztendlich mußt du dich selbst entschließen.

Wenn du dich von einem Heilkundigen beraten läßt, dann wähle einen Arzt oder Heilpraktiker, der offen ist für das Fasten, und nicht jemanden, der das Fasten ablehnt, weil er vielleicht unbewußt seine eigenen Ängste hineinprojiziert.

Kaffee solltest du grundsätzlich weglassen und allenfalls etwas schwarzen Tee oder Ginsengtee trinken, wenn der Blutdruck niedrig ist. Wir werden dir jedoch einige Akupressurpunkte zeigen, die sich auch in unseren Fastenkursen bewährt haben. So kannst du es dann auch umgehen, Schwarztee zu trinken.

Alkohol sollte während dieser Zeit auch ein Tabu für dich sein, ebenso Rauschgifte. Übe dich lieber in Meditation, dann wirst du solche Bewußtseinszustände erreichen können, ohne daß du Gift benötigst. Wir empfehlen dir, auch das Rauchen in dieser Zeit zu unterlassen – noch besser – ab diesem Zeitpunkt ganz wegzulassen. Du bemühst dich beim Fasten darum, dein Herzchakra zu öffnen, und andererseits verstopfst du es wieder mit dem Nikotin. Es gibt auch die Möglichkeit der Reduzierung und des bewußten Rauchens. Aber auch hier liegt letztendlich die Entscheidung und die Verantwortung bei dir. Werde dir noch einmal klar darüber, was du erreichen willst, und frage dich, was du bereit bist, hierfür zu tun.

Medikamente und andere Suchtmittel sind immer Gifte, Fremdstoffe, die dem Körper zugeführt werden. Du kennst sicher die mathematische Gleichung Minus mal Minus gleich Plus. So kannst du dir das auch mit den Medikamenten, aber auch mit allen anderen Genußgiften vorstellen. Wir bezweifeln nicht, daß sie eine Wirkung auf deinen Körper haben, die dir subjektiv eine Besserung vorgaukeln. Wenn du jedoch ein »negatives« Symptom mit etwas »Negativem« wie Medikamenten oder Genußgiften »verbesserst«, hast du damit das Problem für dich nicht erkannt und gelöst. Zusätzlich hat dein Körper noch die Arbeit, sich mit einer Doppelbelastung auseinanderzusetzen: dem schon vorhandenen Problem, welches das Symptom verursachte, und dem neuen, welches durch das Medikament oder Genußgift dazukommt.

## Einkaufszettel und Einkaufen

Schon die Vorbereitungszeit kannst du nutzen, um dich auf dein Fasten einzustimmen. Laß dir also Zeit bei allem, was du nun vorhast, und erledige es bewußt.

Du wirst während des Fastens mit recht wenig auskommen. Aus diesem Grund ist es auch nicht verwunderlich, wenn du keine Riesenlatte auf deiner Einkaufsliste stehen hast.

Du brauchst genügend Wasser (siehe: Wasserbeitrag), Früchtetees oder auch einen Kräutertee (zum Beispiel Brennessel, im Frühjahr kannst du auch frische Brennesseln nehmen, wenn du sie an einem geschützten Ort pflücken kannst). Genügend Wasser heißt, daß du pro Tag etwa zwei bis drei Liter Flüssigkeit einplanen sollst.

Du benötigst für die Entlastungstage Obst und/oder Gemüse und Obst für die Fastenzeit, damit du dir deinen Saft selbst auspressen kannst. Wähle beim Obst möglichst saure Früchte. Vom Honig würden wir dir abraten, obgleich wir früher in den Fastenkursen natürlich gemerkt haben, wie sehr jeder nach diesem bißchen Süß gelechzt hat. Viele Autoren sprechen davon, daß mit Honig die Harnsäure zur Ausscheidung kommt. Man erzielt aber mit verdünnten Fruchtsäften den gleichen Erfolg. Da Honig für unseren Körper genauso schädlich ist wie Zucker, lassen wir ihn gerade in der Fastenzeit weg. Auch von Fruchtsäften in Flaschen raten wir dir ab. Frisches Obst, das immer auch unmittelbar vor dem Trinken ausgepreßt wird, bietet die beste Möglichkeit. Du kannst dir auch einen Entsafter anschaffen, um damit das Obst optimaler auszunutzen. Das ist aber keine Voraussetzung, denn der Saft läßt sich bei Zitrusfrüchten durchaus mit einer einfachen Saftpresse und bei anderem Obst mit einem Mixer und einem Sieb gewinnen. Wenn du dich aber für Flaschen entscheidest, dann gönne dir in dieser Zeit wirklich nur das Beste. Nimm Ware aus dem Reformhaus oder aus dem Bioladen. Achte auch hier darauf, ob Zusätze wie Honig oder Zucker beinhaltet sind! Auch beim Obst können wir dir nur empfehlen, auf Qualität zu achten. Naturbelassenes, ungespritztes Obst und Gemüse ist allem anderen vorzuziehen.

Zum Abführen brauchst du, soweit du dies noch nicht hast, einen Irrigator, eventuell FX Passage oder Glaubersalz (oder ein anderes Bittersalz). Über das Thema Abführen kannst du in diesem Kapitel zum Schluß nachlesen, um dir darüber klarzuwerden, für welche Möglichkeit du dich entscheiden möchtest.

Du kannst dir auch ein Kräuterkissen besorgen, das die Entgiftung der Leber unterstützt. Hier genügt aber durchaus auch ein feuchtwarmer Wickel, wie wir ihn dir in dem Kapitel »Unterstützende Maßnahmen beim Fasten« vorstellen.

Mancher wird sich jetzt fragen: Wie sieht es denn mit Vitaminen und Mineralstoffen aus? Oft wird empfohlen, diese Stoffe vorsorglich zuzuführen. Nach unserer Erfahrung ist das nicht notwendig. Gerade wenn du frisches Obst für die Säfte verwendest, wirst du genügend aufnehmen, ohne daß ein Mangel entsteht. Außerdem sind die meisten Diagnosen, die einen Defizit anzeigen, nur bedingt richtig. Es liegt oft keine zu geringe Zufuhr vor, aus diesem Grund ist auch eine zusätzliche Einnahme Unsinn, sondern eine Verwertungsstörung, die anders angegangen werden sollte.

## Reinen Tisch machen

Damit ist nicht nur der Tisch gemeint, sondern auch mindestens dein Kühlschrank. Vermeide es, dir Fallen zu bauen, die dein Fasten gefährden könnten. Wenn dein Kühlschrank gerade noch so voll ist und du das alles ja nicht verkommen lassen möchtest, dann verschenke es oder friere es ein. Noch besser ist, vorher beim Einkauf schon entsprechend zu planen.

Diese Punkte sind auch auf andere Ebenen anzuwenden. Laß am Arbeitsplatz keine unerledigten Dinge zurück, mache auch hier reinen Tisch. Gehe deinen Zeitplan und deine Verabredungen durch, prüfe dich, was du verlegen kannst, und sage die Termine ab. Mache dich frei von dem Ballast, den du während der Fastenzeit nicht benötigst. Nur so wirst du genügend Raum für etwas Neues schaffen.

## Die Entlastungstage

Wir empfehlen dir, zwei Entlastungstage vor dem Fasten einzuplanen. Diese Zeit wird dein Körper schon dafür benutzen, um sich auf den großen Hausputz vorzubereiten. Du hast nun sehr bewußt deine anderen Vorbereitungen getroffen, den Zeitplan, die Einkaufsliste, das Reinemachen im Kühlschrank und in deinem Terminkalender. Du hast bereits sehr gezielt, bewußt und mit genügend Zeit deine Einkäufe getätigt. Dein Körper hat dies alles wahrgenommen. Gedanken haben nun einmal die Tendenz, sich zu materialisieren. Und in diesem Fall haben sich viele Gedanken um die bevorstehende Fastenzeit gedreht. Das Durchführen wird viel leichter als du glaubst. Auch für die beiden Entlastungstage gilt: Sich Zeit lassen und bei allem Tun sehr bewußt sein. Dieser Grundsatz wird dich nun während der ganzen Fastenzeit begleiten.

Wir empfehlen dir, auch an den Entlastungstagen nur Rohkost zu dir zu nehmen. Das erleichtert dir den Übergang zur Fastenzeit enorm. Rohkost heißt, daß du Wasser, frische Säfte, Obst und Salate zu dir nehmen kannst.

*Säfte:* Diese solltest du unmittelbar vor dem Trinken auspressen. Dann sind die meisten Stoffe für deinen Körper noch voll verwertbar. Wähle vormittags eher die sauren Säfte, nachmittags kannst du dir auch süßeres Obst oder Gemüse zum Entsaften nehmen. An den Entlastungstagen brauchst du noch keine Grenze zu setzen, wieviel Säfte du zu dir nehmen willst. Solltest du dich dazu entschließen, einen Saft dickflüssiger zu dir zu nehmen, dann kaue ihn regelrecht, als ob du eine normale Mahlzeit verzehren würdest. Das fördert die Speichelsekretion, und dadurch wird auch die Produktion des Verdauungssaftes im Speichel, der für die Verdauung der Kohlenhydrate unbedingt notwendig ist, angeregt. Nimm an diesen Tagen bereits mindestens zwei Liter Flüssigkeit zu dir. Wir raten dir, nicht zu viele Säfte pur zu trinken. Mische sie lieber gleich mit Wasser. So kannst du mehr trinken, und das wiederum erleichtert dir die kommende Zeit. Trinke die Säfte oder das Wasser nicht einfach so nebenher. Setze dich an den Tisch, richte dir einen Platz her, als ob du groß dinieren wolltest, zünde dir eine Kerze an und nimm dir Zeit für die »Mahlzeit«. Das gilt natürlich auch für das Obst oder den Salat.

*Obst essen:* Wähle nicht zu viele Obstsorten für eine Mahlzeit, sondern höchstens zwei bis drei. Noch besser ist es, du wählst nur eine Obstart und ißt lieber zu der nächsten Mahlzeit eine andere Sorte. Du bist dabei nicht an drei Mahlzeiten am Tag gebunden, iß so oft, wie du willst. Denke aber auch hier daran, nichts zwischendurch oder nebenher zu essen. Iß bewußt, sei dann ganz bei dieser Handlung.

*Salate essen:* Hier solltest du dich pro Mahlzeit auch auf ein Minimum an verschiedenen Sorten beschränken. Lasse Soßen weg, vor allem laß das Salz weg. Es ist vorteilhafter, mit frischen Kräutern zu würzen. Dein Körper wird ohne Salz die Flüssigkeit leichter loslassen und damit auch die Schlackenstoffe, die sich bereits in diesen Entlastungstagen lösen werden. Glaube nicht, daß deine Nieren entlastet würden, wenn du weniger trinkst. Du erschwerst ihnen damit nur die Arbeit.

Wenn du an den beiden Tagen *Rohkost* ißt und diese gründlich kaust, kannst du so viel essen wie du möchtest.

Wir haben dir die drei Möglichkeiten getrennt beschrieben. Das soll aber nicht heißen, daß du dich nur für eine von diesen Möglichkeiten entscheiden mußt. Du kannst diese durchaus miteinander kombinieren.

Falls du mit Rohkost noch Mühe hast, dann wähle Vollkornreis oder Kartoffeln mit knackig gedünstetem Gemüse. Hier mußt du die Portionen jedoch kleiner halten.

Solltest du bereits am Abend des zweiten Entlastungstages abführen (zum Beispiel, weil du am nächsten Tag noch arbeiten gehst), dann nimm nach dem Mittagessen nur noch Flüssigkeit zu dir.

## Darmreinigung

Mit dem Abführen am ersten Tag beginnt traditionell das Fasten. Damit bekommt dein Körper ein weiteres Signal zur Reinigung. Wie du eben schon gelesen hast, registriert dein Körper bereits in den Entlastungstagen, daß Entschlackung angesagt ist. Außerdem bemerken wir immer häufiger, wie sehr beim wiederholten Fasten der Ausspruch gilt: Der Geist herrscht über die Materie. Wenn du dich mental auf Fasten eingestellt hast, führt dein Körper schon ohne äußere Einwirkung ab. Du kannst davon ausgehen, daß das, was sich in deinem Leben materialisiert, immer von deiner Gedankenenergie erzeugt wird. Ein künstliches Abführen ist nicht der Idealfall. Aber solange dein Körper noch nicht sensibel genug reagiert, halten wir es für das kleinere Übel.

In amerikanischen Fastenkliniken, die von Ärzten der Vereinigung »Natürliche Gesundheit« geleitet werden, wird künstliches Abführen nicht befürwortet, mit der Begründung, daß der Körper weiß, was gut für ihn ist. Selbst wenn du einige Tage nicht abführen würdest, wäre das noch in Ordnung. Auch wird es nicht unbedingt befürwortet, mehr zu trinken als normal.

Unsere Erfahrungen zeigen aber, daß dieser Weg sehr unangenehm sein kann und zumindest nicht für Erstfaster zu empfehlen ist. Du wirst dabei intensiv mit deiner dunklen Seite konfrontiert, da sich deine Gifte noch einmal ordentlich bemerkbar machen. Dies kann zwar von nachhaltiger psychologischer Wirkung sein, doch wir befürworten das nicht grundsätzlich. Du kannst deinen Körper auch liebevoller dazu erziehen, rechtzeitig loszulassen.

Im Essener Evangelium wird schon vermerkt, daß künstliches Abführen durch einen Einlauf angezeigt sei, der Engel des Wassers sollte nicht nur von außen auf den Körper einwirken. Es ist auch eine genaue Beschreibung über einen Einlauf in den Darm aufgezeichnet. Dies soll aber nicht bedeuten, daß das unbedingt das Natürlichste ist. Auch damals war die Menschheit körperlich wie geistig sehr unrein, ansonsten hätte Jesus nicht so oft von Umkehr gesprochen. Zu dieser Zeit war auch die Ernährung nicht mehr natürlich. So ist es auch kein Wunder, daß Jesus Mittel empfohlen hat, die es dem Menschen ermöglichen sollten, loszulassen und sich zu reinigen.

Wir empfehlen dir, einen Einlauf zu machen, wenn du am ersten Fastentag morgens keinen Stuhlgang hast (Beschreibung folgt). Er wird es dir erleichtern, dich aufs Fasten umzustellen. Auch weiterhin kannst du je nach Bedarf und deinem Wohlgefühl alle ein bis drei Tage einen Darmeinlauf machen, es ist aber auch öfter am Tag möglich. Sollten dich besonders starke Kopfschmerzen, Blähungen oder Übelkeit plagen, ist er auch sehr hilfreich. Er ist völlig unproblematisch durchzuführen, du benötigst nur ein wenig Übung und Zeit. Je häufiger du fastest, desto unproblematischer wirst du auch Stuhlgang während der Fastenzeit haben.

Wenn du sehr sensibel reagierst, kannst du deine Darmtätigkeit auch durch saure Säfte (Zitrone, Orangensaft oder Pflaumensaft) anregen.

Außer diesen Methoden des Abführens empfehlen wir dir keine anderen. Weder Abführmittel, noch Bittersalze oder FX-Passage. Hierbei nimmst du etwas Unnatürliches in deinen Körper auf, was er nicht verarbeiten kann und das er so schnell wie möglich wieder loswerden will. Durch diese Mittel entstehen häufig Bauchschmerzen; der Körper wehrt sich dagegen. Du kannst dir, wenn du die Bittersalze trotzdem verwenden möchtest, entsprechende Informationen aus der Apotheke holen.

Es gibt auch noch Klysmas, kleine Einläufe, die es als Fertigpakkung zu kaufen gibt. Auch zu diesen raten wir dir nicht, denn es ist mengenmäßig zu wenig, um eine intensive Darmentleerung zu fördern. Sie sind nur sinnvoll, wenn der Stuhlgang unmittelbar vor dem Anus festsitzt und durch einen kleinen Reiz nach außen befördert werden soll.

Weiter gibt es noch die sogenannte Yogareinigung. Hierbei wird eine entsprechende Menge Salzwasser getrunken und bestimmte Yogaübungen ausgeführt. Diese Methode mag durchaus wirkungsvoll sein, wir führen sie jedoch nicht aus, da hier wiederum Salz verwendet wird.

Unsere Überzeugung ist, daß du eines Tages kein künstliches Abführen mehr benötigst, weil du zu deinem inneren Wissen gekommen bist und so die Naturgesetze wieder integriert hast. Je klarer du in deiner Ernährung bist und in dem, was du dir und deinem Körper zuführst, desto weniger steht dieser körperliche Reinigungsprozeß im Vordergrund.

Eine Verstopfung auf der körperlichen Ebene weist immer auf ein Festhalten auch auf anderen Ebenen hin. Durch Abführen mit dem Einlauf kannst du alles wieder in Bewegung bringen.

Eine zusätzliche, sehr schöne Art der Reinigung ist das innere Darmbad. Das ist in Deutschland noch nicht sehr bekannt. Es bringt vieles zum Vorschein, was offensichtlich im Darm schon lange Zeit abgelagert ist. Diese Methode kannst du nicht selbst durchführen.

Zum Abschluß dieses Kapitels beschreiben wir dir hier, wie du einen Einlauf selbst machen kannst:

Du benötigst dazu einen Irrigator (gibt es in Apotheken oder in Sanitätshäusern), lauwarmes Wasser und eine Unterlage, auf der du liegen kannst. Fülle den Irrigator mit einem Liter lauwarmem Wasser. Du brauchst keine Zusätze zu verwenden. Dann laß das Wasser so lange aus dem Schlauch laufen, bis keine Luft mehr darin ist und klemme ihn dann ab (oder, wenn vorhanden, Hähnchen zudrehen). Hänge oder stelle den Irrigator etwa einen Meter über die Ebene der Unterlage, auf der du liegst. Lege dich auf die linke Seite, so kannst du dir den Schlauch des Irrigators am leichtesten in den After einführen. Außerdem verläuft das Ende des Dickdarms auf der linken Körperseite und wird so besser durchspült. Das Ansatzstück des Schlauches kannst du mit etwas Creme einfetten, damit du es leichter einführen kannst. Entspanne dich dabei und laß dann das Wasser nicht zu schnell einlaufen. Wenn der Druck zu stark wird, klemme den Schlauch etwas ab, entspanne deine Bauchdecke und atme leicht durch. Wenn du möchtest, kannst du nun noch auf die Ellbogen und Knie gehen und deinen Po in die Luft strecken. So läuft das Wasser tiefer in den Dickdarm ein. Ungefähr drei bis fünf Minuten, nachdem du das Wasser eingeführt hast, kannst du auf der Toilette deinen Darm entleeren. Es kann sein, daß du kurze Zeit später noch ein- bis zweimal auf die Toilette mußt. Reserviere dir für diese Zeit, insbesondere zwischen Einlauf und erstem Toilettengang, unbedingt die Toilette, du würdest eine Wartezeit schlecht aushalten.

Auch aus diesem Darmeinlauf kannst du ein kleines Ritual machen. Vollziehe jeden Handgriff bewußt und stelle dir dabei vor, wie sich dein Körper von all den Stoffen reinigt, die du nicht mehr benötigst. So wird dieser Vorgang für dich noch viel wirkungsvoller.

Du kannst, falls du dich entschieden hast, während des Fastens zu arbeiten, diese Darmreinigung auch am Abend durchführen, wenn es für dich günstiger ist.

# Die ersten drei Fastentage

## Umstellungsschwierigkeiten

Mache dir noch einmal bewußt, wie du dich ernährt hast, bevor du dich entschieden hast, zu fasten. Dein Körper wurde mit Außenstoffen ernährt. Dies ist die »übliche« Art, in der sich die Menschen ernähren. Wenn du nun mit dem Fasten beginnst, muß dein Körper eine grundsätzliche Kehrtwendung machen, er stellt sich auf Eigenversorgung um. In dieser Zeit bist du also völlig autark, was die Ernährung betrifft. Alles, was du in dieser Zeit zu dir nehmen mußt, ist Wasser. Sonst benötigst du im Grunde nichts. Da dein Körper so etwas nicht gewöhnt ist, ist es also kein Wunder, daß es bei einer solchen Kehrtwendung zu Umstellungsschwierigkeiten kommen kann. Darunter mußt du dir nun nichts besonders Problematisches vorstellen. Es geschieht nichts, was du nicht verkraften kannst, und es kommt nichts zum Vorschein, was nicht in dir vorhanden ist. Wir geben dir im übernächsten Kapitel einige Tips, wie du dir diese Umstellung erleichtern kannst.

Wie können nun solche Schwierigkeiten aussehen?

In vielen Fällen kommt es zu *Kreislauflabilitäten*. Dies ist häufiger bei den Menschen, die sowieso schon zu niedrigem Blutdruck neigen. Das kann damit zu tun haben, daß du innerlich vielleicht zauderst, diesen Schritt der Umstellung zu vollziehen. Es war ja so bequem, sich von außen zu versorgen. Dieses Symptom kann auch ein Symbol dafür sein, sich nicht so recht aufraffen und vorwärtsgehen zu wollen. Die beste Medizin ist, es geschehen zu lassen und es dir anzuschauen. Mache dir noch einmal bewußt, warum du den Entschluß gefaßt hast, zu fasten. Wenn du deine neurovaskulären Punkte auf der Stirn so hältst, wie wir es dir auf der Abbildung zeigen, kannst du dir Erleichterung verschaffen. Du solltest dir aber auch Ruhe gönnen, dich hinlegen, nichts tun oder lesen.

Es kann zu einer *Schwächung der Sehschärfe* kommen. Das

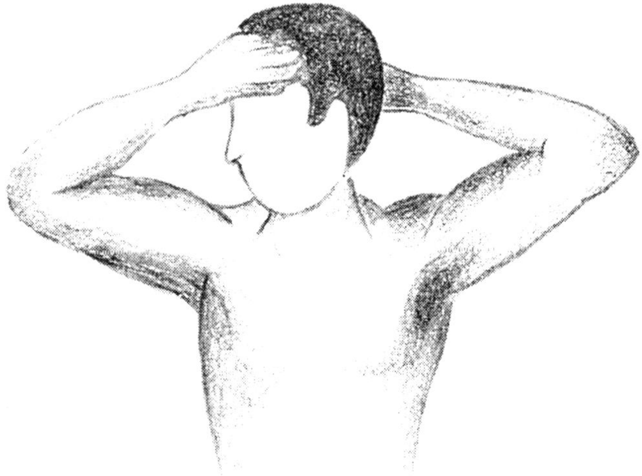

Abb. 2: Die neurovaskulären Punkte

wird dadurch hervorgerufen, daß du überflüssiges Körperwasser abbaust, das durch zuviel Salz im Körper gebunden war. Dadurch kann sich auch der Augeninnendruck verringern. Dieses Symptom kann ein Symbol dafür sein, daß du nun eine andere Sicht bekommst oder daß du etwas nicht so genau sehen willst.

Es kann eine *Unterzuckerung* eintreten. Zeichen wie Heißhunger, Zittrigkeit, flaues Gefühl, Schweißausbruch und schnelles Herzklopfen können darauf hinweisen. Wenn du innerhalb der Fastenzeit zuviel unverdünnten Fruchtsaft oder Honig zu dir nimmst, kann zuerst eine Überzuckerung entstehen, die durch Insulinausschüttung kompensiert wird. Dabei setzt die Bauchspeicheldrüse häufig zuviel Insulin frei, was dann zu einer Unterzuckerung führt. Auf der symbolischen Ebene sagt ein Ungleichgewicht im Zuckerhaushalt etwas über die Bereitschaft aus, Liebe anzunehmen, aber auch Liebe zu geben. Dein Körperbewußtsein kann dieses »Nicht versorgt werden« mit Liebesentzug gleichsetzen.

Es kann zu *Kopfschmerzen* kommen. Sie werden insbesondere durch die freiwerdenden Schlackenstoffe verursacht, vor allem dann, wenn du nicht genügend Flüssigkeit zu dir genommen hast, um die Schlacken über den Urin ausscheiden zu können. Auf der symbolischen Ebene deutet dies darauf hin, daß du dir zu viele Gedanken machst. Trinke vermehrt und mache dir einen Einlauf, das wird dir Erleichterung verschaffen.

*Durchfall:* Hierbei willst du offensichtlich schnell etwas loswerden, was in deinem Körper war. Sei dankbar dafür, denn dies ist eine zusätzliche Reinigung. Es symbolisiert dir auch, daß du bereit bist, auf anderen Ebenen etwas loszulassen. Wenn dieses Symptom allerdings häufiger auftritt, kann es auch auf die Angst hinweisen, mit Grenzen konfrontiert zu werden. Nun liegt es an dir, in dich hineinzuspüren, was letztendlich bei dir zutrifft.

*Verstopfung:* Wahrscheinlich bist du nicht so sehr bereit, loszulassen. Dein Körper weigert sich, das, was er sicher hat, abzugeben. Das erinnert an das Sprichwort: »Der Spatz in der Hand ist mir lieber als die Taube auf dem Dach.« Das gehört doch alles zu mir, das hab' ich mir doch alles teuer angegessen, könnte das Verhaltensmuster sein, das dahintersteht. Letztendlich zeigt dir diese Symbolik, daß du nicht bereit bist, dich von Altem zu trennen. Höre in dich herein. Versuche einfach, mehr Vertrauen zu bekommen.

Alle Symptome, die du in deiner Umstellungszeit produzierst, können dir zeigen, was in deinem Körper vor sich geht, denn alles, was du erlebst, ist Symbol für einen geistigen Inhalt. Das gilt nicht nur für die Fastenzeit und die Symptomatik, die bei der Umstellung auftreten kann. Es gibt über die Symbolsprache der Organe ausgezeichnete Literatur, die wir im Anhang aufgeführt haben. Der wichtigste Faktor zur Lösung ist, diese Symptome einfach erst einmal zu erkennen und anzunehmen. Wenn du dich dagegen wehrst, erschwerst du es dir nur unnötig.

Umstellungsschwierigkeiten können innerhalb der ersten drei Tage auftreten, sie müssen es aber nicht. Meist erscheinen sie nur für wenige Stunden an einem der Tage. Je häufiger du schon gefastet hast, desto schneller wird sich die Umstellung vollziehen, und desto weniger mußt du in der Regel mit Problemen rechnen. Du wirst dann zwar auch noch den Umstellungspunkt deutlich spüren können, aber ohne die »kleinen Wehwehchen«.

## Wann hört der Hunger auf?

Dies ist natürlich eine wichtige Frage, die in den ersten drei Fastentagen sehr aktuell ist. Die einfachste Antwort heißt: Wenn sich dein Körper auf Eigenversorgung umgestellt hat. Denn spätestens dann weiß er, daß er von außen nichts mehr zu erwarten hat, und hört auf zu jammern. Er erinnert sich plötzlich an seine Vorratslager, die er nun abbauen kann, um weiterhin gut versorgt zu sein. Du kannst gewiß sein, daß er weiß, welche Depots er zuerst abzubauen hat. Er nimmt nicht einfach deine Muskeln oder deine Organe. Dein Körper ist sehr weise, er verwendet erst die Schlacken, die Gifte, die Depots an Kohlenhydraten, Eiweiß und natürlich nicht zu vergessen die Fettpölsterchen. All das wird er nun verbrennen, um weiterzuleben. An die lebensnotwendigen Gewebe geht er erst, wenn er nichts anderes mehr findet, es sei denn, es ist auch dort etwas Degeneriertes. Das soll er aber auch getrost verheizen, damit sich später wieder gesundes Gewebe aufbauen kann.

Dein Hunger wird also verschwinden, und dein Körper ist trotzdem versorgt. Wir haben es schon öfter erlebt – bei uns wie bei Teilnehmern an den Kursen –, daß es kein Problem ist, für andere das Essen zuzubereiten, in einem Restaurant zu sein oder sich die Verlockungen der Auslagen in Lebensmittelgeschäften zu betrachten.

## Abführen

Wir haben bereits in dem Kapitel »Vorbereitung zum Fasten« ausführlich darüber geschrieben. Das Abführen ist ein sehr wichtiger Aspekt, der den Fasten- und Bewußtwerdungsprozeß intensiv unterstützen kann. Dies gilt natürlich nicht nur für den Eintritt in das Fasten, sondern auch während der ersten drei Tage in der Fastenzeit. Noch wichtiger wird es, wenn du länger fastest. Wir haben sehr gute Erfahrungen damit gemacht, jeden Tag, spätestens jeden zweiten Tag mit einem Einlauf abzuführen. Du kannst das als eine rituelle Reinigung des Körpers ansehen. Es gibt noch eine weitere empfehlenswerte Möglichkeit, die deinen Prozeß unterstützt. Das Darmbad, ein Einlauf mit warmem und kaltem Wasser und zusätzlich Sauerstoff, der es ermöglicht, älteste, verkrustete Ablagerungen im Darm zu lösen. Diese Behandlung kann jedoch nur ein Therapeut durchführen. Wir haben dir diese Art der Darmreinigung in dem Kapitel »Unterstützende Maßnahmen« ausführlicher beschrieben.

## Trinken

Häufig hören wir den Satz: Nicht mehr trinken, als der Körper möchte. Dies ist ein verführerischer Satz, der zum Hemmnis einer Veränderung werden kann. Selbstverständlich ist das richtig, wenn deine Intuition genügend entwickelt ist. Dann spürst du, wann du etwas zu trinken brauchst, und die Empfehlung, zwischen zwei bis vier Liter pro Tag zu trinken, gilt nicht.

Wie ist es aber bei den meisten Menschen? Bei ihnen ist dieser Instinkt aufgrund der bisherigen Lebensweise verschüttet. Sie neigen dazu, zu wenig zu trinken. Wer viel trinkt, erzeugt auch viel Urin. Mit dem Urin werden nicht nur die üblichen Schlacken und Gifte ausgeschieden, sondern auch Salz. Wo viel Salz und Wasser ausgeschieden wird, kommt etwas in Bewegung. Wasser ist ein Symbol für Gefühle, und sicher kennst du das Gleichnis aus der Bibel von Lots Frau, die zur Salzsäule erstarrte. Wo wenig Wasser und viel Salz ist, können keine Gefühle fließen – der Mensch erstarrt. Wenn du unbewußte Ängste hast und dir diese nicht anschauen willst, wirst du unwillkürlich vermeiden, daß etwas ins Fließen kommt und wenig trinken. In dem Fall erscheint es dir dann als sicherer, die Wehwehchen in Kauf zu nehmen und in der alten Struktur zu bleiben. Kinder trinken sehr viel, sie besitzen ihren Instinkt noch und sind auch bereit, sich ständig zu verändern. Bei älteren Menschen kannst du oft das Gegenteil beobachten.

Wir empfehlen bei unserer Energiearbeit zwei bis drei Liter Wasser täglich zu trinken, damit das, was in Bewegung geraten ist, auch ausgeschieden werden kann.

## Mahlzeiten während des Fastens

Wir empfinden es als sehr angenehm, wenn wir uns auch beim Fasten zu den »Mahlzeiten« zusammenfinden. Aus diesen Mahlzeiten kannst du ein Fest machen. Wir empfehlen dir das natürlich auch für die Zeit danach, aber jetzt ist der rechte Augenblick, um damit zu beginnen. Decke den Tisch mit einer Kerze, Blumen oder anderen Dingen, die dich erfreuen. Auf keinen Fall solltest du während der Mahlzeit lesen, fernsehen oder reden. Sei mit deiner ganzen Aufmerksamkeit bei dem, was du bei dieser Mahlzeit erlebst. Wenn du deine Säfte frisch ausprеßt, sei ganz bewußt dabei. Du kannst auch das Verdünnen mit Wasser und das Einfüllen in ein Glas zu einem Ritual machen. Nimm das Getränk auch nur schluckweise zu dir. Dies bedeutet nicht, daß du ein Glas, das du morgens preßt, über den ganzen Tag verteilt trinken solltest, denn dann würde das Lebendige dieses Trankes zum größten Teil verlorengehen.

So zu »essen«, wird dir dabei helfen, ganz im Hier und Jetzt und bei dem zu sein, was du gerade tust. Und dies ist eine wichtige Voraussetzung dafür, wenn du Veränderungen herbeiführen willst. Nur im Augenblick kannst du dich für Neues entscheiden, und nur im Jetzt kannst du dies verwirklichen. Das Geheimnis der Wandlung liegt im Augenblick, nicht in der Vergangenheit und auch nicht in der Zukunft.

# Die Gestaltung der Tage

Gut wäre es, wenn du genügend Zeit für dich einplanen könntest. Du kannst diese Tage so gestalten, wie es dir entspricht.

*Ruhezeiten:* Deine Bedürfnisse können jetzt völlig anders aussehen als sonst. Vielleicht möchtest du dich tagsüber für eine gewisse Zeit ausruhen, dich hinlegen, spazierengehen oder lesen. Auch wenn du dich einmal nicht so wohl fühlst, ist es gut, wenn du dir zusätzlich Ruhe gönnen kannst.

*Pausen:* Solltest du das Fasten während deines Routinealltages durchführen, dann achte auf zusätzliche Arbeitspausen. Gönne dir Zeiten, in denen du dich zurückziehen kannst, um in dich hineinzuhören. Nimm dir nicht viel vor, sondern nutze die Zeit lieber für dich und deine Lieblingsbeschäftigungen.

*Leistungsfähigkeit:* Viele Menschen haben die Vorstellung, daß ein Fastender sich nur noch mit letzter Kraft durch die Gegend schleppt und gerade das Notdürftigste erledigen kann. Gehörst auch du dazu?

Unsere eigene Erfahrung, wie auch die Erfahrung vieler anderer Menschen geht dahin, daß gerade das Gegenteil der Fall ist. Du kannst davon ausgehen, daß du in der Regel viel leistungsfähiger während der Fastenzeit bist. Wir empfehlen nicht unbedingt Hochleistungssport, wenn dieser auch durchaus möglich ist. Bewegung und Ruhe sind wichtig, um den Körper bei seinem Ausscheidungsprozeß zu unterstützen. Extreme Belastungen solltest du aber vermeiden.

Dein Körper verbraucht bedeutend weniger Energie, weil er keine Nahrung verdauen muß. Es gibt bestimmte Richtwerte, die besagen, wieviel Energie du verbrauchst, um bestimmte Nahrungsmittel zu verdauen. Weit über fünfzig Prozent der Energie, die du mit der Nahrung zu dir nimmst, verbrauchst du bei der normalen Zivilisationskost, um sie soweit aufzuspalten, damit du überhaupt über zusätzliche Energie für den Körper verfügen kannst. Üblicherweise bekommt der Mensch, der denaturierte Nahrung ißt, nach dem Essen erst einmal die nötige Bettschwere. Das fällt jetzt weg. Ruhephasen beim Fasten sollen lediglich dem Körper den Großputz erleichtern.

*Programm durchführen:* Wir haben schon verschiedentlich angesprochen, daß es empfehlenswert ist, sich ein bestimmtes Programm für die Fastentage aufzustellen. Dies könnten Bewegungsübungen, Meditation, Malen, Spaziergänge und vieles mehr sein. Einige Empfehlungen werden wir im übernächsten Kapitel beschreiben. Mute dir dabei nicht zuviel zu. Das Programm soll nicht dazu dienen, dich total zu überfordern und unter Druck zu setzen. Eine gewisse Disziplin ist notwendig, um das, was du dir vorgenommen hast, durchzuführen. Du brauchst im übrigen sehr viel Fingerspitzengefühl dazu, herauszufinden, ob die Symptome und Ausreden, die du selbst produzierst, wirklich ernst genommen werden sollen oder ob sie dich nur davon abhalten, eine Änderung herbeizuführen. Es könnte ja immerhin sein, daß du ein solches Übungsprogramm auch in Zukunft täglich durchführen willst, weil du spürst, daß es dir guttut. Wenn du Spiritualität in deinem Leben verwirklichen willst, wirst du es nicht vermeiden können, dir auch in Zukunft Disziplin abzuverlangen. Ansonsten wirst du kein dauerhaftes Resultat erzielen.

Sei aber bei der Einführung der Disziplin liebevoll zu dir. Wenn du es nicht bist, wirst du auch schwer Menschen finden, die es zu dir sind. Schon in der Bibel steht geschrieben: Liebe deinen Nächsten *wie dich selbst.* Diesen zweiten Teil des Satzes leben leider viel zu wenige Menschen, und sie erkennen dabei nicht, daß man dann andere Menschen auch nicht lieben kann.

## Schlafen

Der Schlaf kann sich verändern. Es ist möglich, daß du ein viel größeres Schlafbedürfnis hast, es ist aber auch durchaus möglich, daß du weniger Schlaf brauchst. Vielleicht wirst du immer zu bestimmten Zeiten in der Nacht wach. Das hängt mit der Reinigung deines Körpers zusammen. Jedes Organsystem hat bestimmte Tageszeiten, in denen es optimal arbeitet, und andere Zeiten, die der Regeneration dienen. Wenn du dich zu bestimmten Zeiten müde fühlst und auch nachts wach wirst, ist das durch diese Rhythmen bedingt. In den Meridianen, die zu den Organsystemen gehören, liegen dann entsprechende Belastungen vor, die du nun spürst. Sei gerade dann besonders liebevoll zu dir selbst.

Erfahrungsgemäß frieren viele Menschen beim Fasten. Sie haben oft kalte Hände und Füße. So läßt sich nicht gut einschlafen. Dusche abends, mache ein Fußbad, eventuell auch mit ansteigender Temperatur, oder mache dir eine Wärmflasche und nimm sie mit ins Bett. Selbst wenn du mental Linderung erreichen kannst (etwa durch Autogenes Training), sind solche bequemen Hilfsmittel durchaus in Ordnung.

## Mund- und Hautpflege

Dein Körper reagiert in der Fastenzeit in vieler Hinsicht extremer als sonst. Kaum hast du mit dem Fasten begonnen, wirst du eine belegte Zunge, Mundgeruch, Körpergeruch, vielleicht Ausfluß aus der Scheide und Hautunreinheiten haben. Je häufiger du fastest oder bei optimaler Ernährung verschwinden diese Begleiterscheinungen. Menschen, die sehr verschlackt sind, können sich in dieser Zeit oft nicht riechen. Auch hier geben wir dir einige Tips im übernächsten Kapitel, wie du dir dabei Erleichterung verschaffen kannst.

## Sexualität und Fasten

Es ist möglich, ja sogar sehr wahrscheinlich, daß sich dein Sexualverhalten während der Fastenzeit ändert. Das ist im übrigen nicht verwunderlich, denn beides, die Sexualität und auch Essen berühren orale Bedürfnisse. Sie gehören also sehr eng zusammen. Sei dir bewußt – egal welche Änderungen sich hier zeigen –, daß das Neue ein Teil von dir ist. Schau es dir an, dann wirst du die Möglichkeit haben, dich zu entdecken. Wir schreiben darüber noch mehr im Kapitel »Fasten/Essen und Sexualität«.

# Längeres Fasten

## Gibt es eine Idealdauer?

Diese Frage ist nicht leicht zu beantworten. Es gibt sie schon, die optimale Dauer einer Fastenzeit, aber sie ist individuell verschieden. Je mehr du in Kontakt bist mit deinem inneren Wissen, um so deutlicher spürst du, wie lange du fasten solltest.

Es gibt einige traditionelle Fastenlängen, die wir dir hier vorstellen möchten, damit du für den Anfang eine Hilfe hast. Wir werden dir anhand der Zahlensymbolik Zusammenhänge aufzeigen, die es dir erleichtern, zu verstehen, warum diese Zeiten immer wieder genannt werden. Oft sind 40 Tage oder 42 Tage ein »Traum« vieler Fastenanfänger. Diesen Traum kannst du dir vielleicht schon bald erfüllen, aber wir raten dir: Beginne lieber mit kleineren Zielen, deren Erreichen dich zufrieden stimmt, als mit zu hoch gesteckten, bei denen du dich überfordert fühlst.

*Fünf Tage:* Fünf ist die Zahl des Menschen. Dies ist aus verschiedenen Gesichtspunkten heraus darstellbar. Eine Sicht ist, daß die erste männliche Zahl durch die Drei und die erste weibliche Zahl durch die Zwei dargestellt wird. Diese beiden Pole kommen zusammen, und es entsteht der Mensch. Die Zahl Eins zählt in diesem System nicht als ungerade Zahl, sondern als Ausgangspunkt, der im Grunde männlich und weiblich ist. Der Mensch besteht aus den fünf Elementen Feuer, Wasser, Luft, Erde und dem Äther und ist aus einer Einheit,die durch die Zahl zehn symbolisiert wird, hinausgegangen und teilte sich damit in die »Hälfte«. So haben die Hände und die Füße jeweils zwei mal fünf Finger/Zehen. Es ist also kein Wunder. daß fünf Tage reine Fastenzeit in Fastenkuren sehr häufig empfohlen wird. Dabei spielt es keine Rolle, ob dies nun bewußt oder unbewußt geschieht. Mit zwei Entschlackungstagen vorher und zwei Aufbautagen hinterher würde der ganze Zyklus neun Tage dauern.

*Sieben Tage:* Diese Zahl hat verschiedene Aspekte. Einerseits ist ein bestimmter Zyklus beendet, mit der Acht beginnt etwas auf einer höheren Ebene. Der achte Tag der Woche ist der erste Tag der neuen Woche. Der Mondzyklus teilt sich in vier mal sieben Tage auf, der erste Teilabschnitt ist hier erreicht. Du siehst, auch für sieben Tage spricht durchaus einiges. Vielleicht wirst du, wenn du diese Zeit wählst, auch mit Sieben-Meilen-Stiefeln in deiner Entwicklung vorwärtsgehen. Es gibt sieben Stufen, die zum Tempel der Weisheit führen. Wir haben dir in diesem Buch auch von den sieben Körpern des Menschen berichtet.

*Neun Tage:* Auch dieser Zeitabschnitt wird oft gewählt. Neun ist im Tarot die Karte des Eremiten, wie wir schon einmal erwähnt haben. Eine der Qualitäten dieser Karte, ebenso wie die der Zahl Neun, ist die Bewußtwerdung. Wir haben schon häufiger aufgeführt, daß Fasten und Bewußtheit zusammengehören. Die magische Neun spielt eine große Rolle in der Heilung. Wir führen unsere einfachen Tai-Chi-Übungen für Bequeme, jeweils neunmal durch, so wird die Kraft der Übungen verstärkt. Du kannst also, wenn du die neun Tage wählst, diese Energie für dich nutzen.

*28 Tage:* Das ist nun schon ein riesiger Sprung. Du kannst auch 14 oder 21 Tage fasten. Wir wollen hier aber nur auf die Symbolik der Zahl 28 eingehen. Sie symbolisiert den ganzen Mondzyklus und somit kannst du innerhalb dieses Zyklus das ganze Mondhafte betrachten. Der Mond zeigt dir den Bereich der Spiegelung, der Illusion, das Unbewußte und die Nacht. Wen wundert es also, wenn du gerade diese Zeit wählst, um deine Schattenbereiche zu betrachten?

*40 Tage:* Die Vierzig bereitet die Vollkommenheit vor. Es ist die Zahl des Saturns, des Hüters der Schwelle, und wer schon einmal 40 Tage gefastet hat, der weiß um die Bedeutung. Die Vier ist das Zeichen für die Materie, also für diese Welt, und die Null symbolisiert, daß ein Zyklus zu seiner Vollendung kommt. In mystischen Kreisen ist bekannt, daß die vierzigfache Wiederholung von religiösen Formeln besonders wirkungsvoll ist.

*42 Tage:* Die Fastenzeit vor Ostern beträgt sechs Wochen, also 42 Tage. Auch das Christentum bedient sich der Symbole. Die Zahl 42 bedeutet Gegensatzvereinigung. Wenn du die Ziffern vier und zwei zusammenzählst, so ergibt das sechs, und diese Zahl steht auch für die Tarotkarte »Die Liebenden«, einer Karte der Entscheidung und Zusammenführung zweier Pole. Die sechs Wochen Fastenzeit vor Ostern verbinden Fasching, das Fest der Ausgelassenheit und Narrheit, mit Ostern, dem Fest des Todes und der Auferstehung. Auch hier werden zwei Gegensätze miteinander verbunden. Die 42 ist auch Gerichtszahl: Im ägyptischen Totenbuch werden 42 Sünden aufgezählt, und es gibt 42 Totenrichter.

*Einzeltage:* Nun gibt es noch die Möglichkeit, einzelne Fastentage einzulegen. Im Christentum ist für diesen Tag der Freitag vorgesehen, wenn auch die ursprüngliche Symbolik des Fastens und der Reinigung verlorenging. Heute wird dies im Höchstfall nur noch in der Enthaltung vom Fleisch praktiziert. Es klingt zwar einfach, nur einen Tag zu fasten. Wenn jedoch dein Körper noch nicht daran gewöhnt ist, rasch auf Eigenversorgung umzustellen, wird dieser Tag zum Hungertag. Einfacher ist es, wenn du schon häufig länger gefastet hast. Du kannst bedenkenlos danach, wann immer du möchtest, einen einzelnen Fastentag einlegen. Du könntest dies auch aus dem Satz ersehen: Sechs Tage sollst du arbeiten und am siebten Tag ist Ruhetag. Laß also auch deinen Darm sechs Tage arbeiten und gönne ihm einen Tag pro Woche Ruhe.

## Wann ist Fasten notwendig?

In diesem Zusammenhang kannst du auch die Frage stellen: Ist Fasten überhaupt notwendig? Es gibt viele Gegner vom Fasten, die meinen, daß Fasten niemals notwendig ist.

Um die Polarität dieser Welt zu integrieren – das haben wir schon anfangs aufgezeigt –, ist das Fasten in jedem Fall notwendig. Das kann aber auch bedeuten, daß du erst mittags beginnst zu essen. In jedem Fall kannst du die Häufigkeit, wie oft du fasten solltest, und die Frage, wie lange, in direktem Zusammenhang damit sehen, wie deine tägliche Ernährung aussieht. Dies leuchtet dir jetzt sicher ein, denn die Ernährung ist der Faktor, der auch darüber entscheidet, wie groß die Verschlackung deines Körpers ist und wie schnell deine Lebensenergie nach dem Fasten wieder blockiert wird. Je natürlicher deine Ernährung ist, desto seltener ist es angezeigt, zu fasten.

Vom körperlichen Aspekt gesehen ist Fasten bei jeder Art von Krankheit sinnvoll. Fasten hilft beim Ausräumen der Giftstoffe. Solltest du das Fasten aber nur zum körperlichen Entschlacken benutzen, um danach wieder in deine alten Eßgewohnheiten zu verfallen, hast du den Sinn des Fastens nicht begriffen. Durch Fasten können Probleme und Blockaden im seelisch-geistigen Bereich gelöst werden. In beiden Fällen solltest du so lange fasten, bis du wieder Klarheit in dir verspürst und die innere Ordnung sichtbar wird.

Vielleicht merkst du, wann du wieder an einem entscheidenden Punkt in deinem Leben angekommen bist. Du spürst dann, daß dir jetzt Fasten helfen würde. Auch wir haben diese Art des Fastens eingeführt. Sie ist besonders effektiv in Verbindung mit mentalen Techniken.

Hier möchten wir noch einmal die Frage ansprechen, wie oft im Jahr gefastet werden sollte. Das hängt ganz davon ab, welche Ernährungsform du für dich gewählt hast. Wenn du dich mit Rohkost ernährst, wirst du in jedem Fall nur kurze Fastenperioden brauchen, da Rohkost ständig intensiv entschlackt. Ansonsten kommt es darauf an, wie sehr du noch von Kochkost abhängig bist und wie viele zusätzliche Gifte oder für dein Schwingungssystem nicht geeignete Nahrung du zu dir nimmst. Je mehr du gelernt hast, in dich hineinzuspüren, desto schneller erkennst du, ob und wie lange Fastenzeiten du brauchst.

Wolfgangs Bruder merkte vier Wochen nach seiner ersten Fastenkur, die er übrigens mit seiner Partnerin allein zu Hause durchführte, daß er wieder das Bedürfnis hatte zu fasten. Er hatte sich aus dem Urlaub eine Grippe mitgebracht. Auch einige unserer Klienten spüren schnell, wann der Zeitpunkt wieder gekommen ist. Wir können jedoch immer wieder sagen: Je disziplinierter jemand seine Ernährung durchführt, desto weniger sind längere Fastenperioden notwendig.

## Was nehme ich während der längeren Fastenzeit zu mir?

Du kannst in der Art, wie wir die ersten drei Fastentage beschrieben haben, weiterfasten – gleichgültig wie lange deine Fastenzeit dauern soll. Wir führen ein kombiniertes Wasser- und Saft-Fasten durch. Kleine Mengen Saft sollten in jedem Fall dabei sein, weil sie den Entschlackungsprozeß intensiv unterstützen. Tees haben wir nur unter Vorbehalt aufgeführt. Wenn du den Wunsch verspürst, warme Getränke zu dir zu nehmen, solltest du Früchtetees bevorzugen. Du kannst aber auch Wasser etwas anwärmen. Du wirst es kaum glauben, wie köstlich es schmeckt. Bei Kräutertees empfehlen wir dir, sehr vorsichtig zu sein, denn sie sind im Grunde Drogen, also Stoffe, die in deinem Körper etwas bewirken.

Wie schon vorher beschrieben, besteht kaum die Gefahr, daß durch eine Fastenkur Mangel an Vitaminen oder Spurenelementen entsteht. In frisch gepreßten Säften sind alle wichtigen Stoffe enthalten. Selbst wenn du einige Wochen nur mit Wasser fastest, wird dir in der Regel nichts fehlen, da du in deinem Körper genügend dieser Stoffe gelagert hast, so daß du auch eine längere Zeit überbrücken kannst.

Aber viele Menschen haben aufgrund von Stoffwechselstörungen auch Verwertungsstörungen für Vitamine und Mineralstoffe. In jedem Fall tust du dir keinen Gefallen, wenn du diese künstlich zuführst, denn damit hat dein Körper nur noch mehr Schwierigkeiten. Was dein Körper braucht, sind Mineralstoffe und Vitamine in ihrer natürlichen Form. In der amerikansichen Literatur unterscheiden einige Wissenschaftler zwischen organischen und anorganischen Mineralstoffen und Vitaminen. Organisch sind all die Stoffe, die du über die Pflanze im rohen Zustand zu dir nimmst, also mit Salat, den Gemüsesorten und Obst. Anorganisch sind nicht nur die künstlich hergestellten, das heißt alle Tabletten, Dragees oder die den Fabriknahrungsmitteln zugesetzten, sondern auch Stoffe aus dem Mineralreich und die Stoffe, die durch Kochen wieder anorganisch wurden, weil die Lebendigkeit bei dem Kochprozeß verlorenging oder drastisch gesenkt wurde.

Unsere Empfehlung geht also dahin, daß du frisch gepreßte Säfte zu dir nimmst, denn deren Vitamine und Mineralstoffe kannst du optimal verwerten. Sollten dir die rohen Säfte zu Beginn nicht so gut bekommen, dann sind daran nicht die Säfte schuld. Das, was passiert, sind Entgiftungsreaktionen, die erreicht werden sollen. Du kannst die Säfte noch mehr verdünnen oder auf den Tag verteilen. Wir würden dir aber nicht unbedingt raten, die Säfte dann ganz wegzulassen. Versuche es einfach immer wieder. Grundsätzlich jedoch hast du die Entscheidung und die Verantwortung für deine Handlungen selbst. Niemand kann dir etwas abnehmen, auch wir nicht, wir können dir nur unsere Erfahrungen mitteilen.

Bei der Frage: Was nehme ich zu mir? kannst du auch noch einmal überprüfen , wie es bei dir auf anderen Ebenen aussieht, denn auch Lektüre, ein Fernsehprogramm oder eine Party nimmst du zu dir. Diese Eindrücke wollen ebenfalls verdaut und verwertet werden. Sie sind deine Nahrungsmittel auf der seelisch-geistigen Ebene. Gerade beim Fasten hast du die wundervolle Gelegenheit, auch hierbei sensibler zu werden, denn deine Wahrnehmungsfähigkeit wird sich ständig erhöhen. Du hast vielleicht unvorhergesehene Reaktionen, die du an dir noch gar nicht kennst.

## Die Fastenkrisen

Nicht immer kann dein Körper all das, was sich im Laufe des Fastens löst, sofort ausscheiden und so wieder zur Harmonie finden. In solchen Situationen können Krisen entstehen.

Hast du Angst vor diesen Krisen? Machst du dir Sorgen darüber, ob du sie auch bestehen wirst? Fastenkrisen können schon so etwas wie eine Prüfung darstellen. Unsere wichtigste Empfehlung ist: Niemals in oder wegen einer Fastenkrise das Fasten unter- oder abbrechen. Krisen sind Aufgaben, die bewältigt werden müssen.

Fastenkrisen entstehen aber seltener, als man allgemein annimmt. Deine eigene Einstellung zum Fasten ist dabei ein wichtiger Faktor. Hast du viel Angst, machst du dir viele Gedanken über dieses Thema, dann ist es geradezu vorprogrammiert, daß es dir nicht immer gutgeht. Wenn du jedoch vertrauensvoll ans Fasten gehst, wirst du kaum an Unpäßlichkeit leiden. Eine positive Einstellung würdest du zeigen, wenn du überzeugt bist, daß du alles meistern kannst, was dir entgegenkommt. Du mutest dir nicht mehr zu, als du lösen kannst, dafür sorgt schon eine innere Instanz, die weiser ist als dein Verstand.

Unabhängig von deiner Einstellung gibt es bestimmte Zeiten, in denen Krisen eher entstehen. Beim Kurzfasten, wenn du also fünf Tage reines Fasten eingeplant hast, entstehen kaum Probleme. Das, was du hierbei erleben kannst, ist vielleicht zeitweise eine verstärkte Müdigkeit oder Lustlosigkeit.

Typische Fastenkrisen treten oft im Siebener-Rhythmus auf. Ein solcher Siebener-Rhythmus ist auch in der Medizin bekannt. Häufig dauert die Inkubationszeit von Infektionskrankheiten – das ist die Zeitspanne zwischen der Ansteckung mit Krankheitserregern und dem Ausbruch der Krankheit – sieben Tage oder ein vielfaches von sieben. Die Krankheitsphasen zeigen sich oft in diesem Rhythmus, bei Herzinfarktpatienten spricht man in der Medizin von kritischen Situationen nach sieben Sekunden, nach sieben Minuten, sieben Stunden, sieben Tagen und sieben Wochen. Worin liegt also das Geheimnis dieser Zahl »7«? In der Astrologie kannst du eine Parallele finden. Der Mond hat eine Umlaufzeit von 28 Tagen, das heißt er braucht so lange, um wieder an den Ausgangspunkt zurückzukehren. Kritische Situationen entstehen hier auch alle sieben Tage, denn dann steht der Mond im Quadrat (90 Grad nach sieben Tagen und nach 21 Tagen) oder in Opposition (genau gegenüber nach 14 Tagen) oder in Konjunktion (nahe beieinander nach 28 Tagen) bezogen auf die Ausgangssituation. Kritisch heißt aber nicht, daß man Nachteile erwarten muß. Du hast durchaus die Möglichkeit, schneller zu wachsen, denn in jeder problematischen Situation ist ein Geschenk verborgen. Das Geschenk heißt Energie! Du hast bereits gehört, daß Probleme und Blockaden identisch sind. Blockaden sind Energiestauungen, und wenn du diesen Stau beseitigst, wird Energie frei.

Darum nimmst du während dieser Krisen nicht ab – du willst nicht loslassen. Nach Überwinden der Krise bekommst du die zusätzliche Energie, hast häufig ein ausgesprochenes Hochgefühl, und auch das Gewicht geht oft wieder sprunghaft weiter runter – zumindest wenn du übergewichtig bist. Das ist ein Zeichen dafür, daß du jetzt wieder bereit bist, loszulassen. Das kurzfristige Festhalten ist ein natürlicher Vorgang. Wie wolltest du ein Problem auch lösen können, wenn du nicht bereit wärst, dich damit zu beschäftigen? Sich damit beschäftigen heißt aber sich daran binden, zumindest vorübergehend, und lösen heißt loslassen. Probleme werden erst zu wirklichen Problemen, wenn sie nicht gelöst werden, denn dann bleibt die Bindung weiterhin bestehen. Mit der Zeit verschwindet der Bezug zur Ursache aus unserem Gedächtnis, so daß es meist schwieriger wird, es zu lösen. Dann tritt das Problem vehementer in dein Leben und damit in dein Bewußtsein, damit du es wieder siehst. So ist es erklärlich, daß Probleme, die du nicht löst, dir immer energiegeladener entgegenkommen, denn du investierst unbewußt Energie.

Einige typische Fastenkrisen oder Unpäßlichkeiten sind: Depressionen, Blutdruckschwankungen, Apathie, Kopfschmerzen, Gereiztheit, Verstimmungen, Verstopfung, Aufflackern von vergangenen Krankheitssymptomen. Vergiß dabei nie, daß Fastenkrisen gleichbedeutend mit Heilkrisen sind.

Die Hochstimmung, die nach einer überwundenen Fastenkrise entsteht, kann sich bis zu einem euphorischen Zustand steigern. Dieser Effekt entsteht dadurch, daß nach der Lösung einer Blokkade plötzlich mehr Energie in den Körper einfließt. Mehr Energie heißt mehr Licht im Körper und in der Seele. Es kann aber sein, daß du schnell die nächste Blockade spürst, vor allem dann, wenn du sehr sensibel wirst. Intensive Bewegung, viel Trinken, häufigeres, regelmäßig durchgeführtes Fasten und bewußte Ernährung verhelfen dazu, daß du dieses Hochgefühl öfter und länger empfinden kannst. Die Tips im nächsten Kapitel und die sieben Heilkundigen, die dort beschrieben sind, erleichtern dir jede Flaute.

# Unterstützende Maßnahmen beim Fasten

Die »beste« unterstützende Maßnahme, die du finden kannst, sind Partner, die mit dir zusammen fasten. Dies können dein Ehepartner, die Kinder oder die Eltern sein. Wolfgang hatte einmal seine Mutter in einer kritischen Situation therapiert. Dabei gab er ihr auch den Rat, nur Wasser zu trinken und reifes Obst zu essen, damit der Körper möglichst schnell die Giftstoffe loswerden und die weiteren Therapien tatkräftig unterstützen konnte. Der Vater machte begeistert mit. Das war ein wichtiger Anteil am Gesundungsprozeß der Mutter – das Gefühl, jemanden zu haben, der bereit ist, mit einem den Weg zu gehen, ist eine große Hilfe. Dies ist natürlich nicht unbedingt notwendig, aber es kann sehr erleichternd sein.

Deshalb ist ein geeigneter Fastenkurs ein sehr schönes und intensives Erlebnis. Zusammen in einer Gruppe lassen sich kleine oder größere Hindernisse leichter bewältigen. Zusätzlich bekommst du noch viele Anregungen. In unseren Fastenseminaren bieten wir auch Vorträge über Ernährung, Atem- und Körperübungen sowie Meditationen und Energiearbeit an. Diese Art des Einstieges kann dir viele Impulse geben, die es dir ermöglichen, deinen Alltag neu zu gestalten. Außerdem fällt es dir dann bedeutend leichter, die Polarität Fasten und Essen bewußt in dein Leben zu integrieren.

Nun geben wir dir einige Tips, wie du dir auch allein deine Fastenzeit problemloser und intensiver gestalten kannst.

## Maßnahmen, die du selbst durchführen kannst: Kleine Hilfen

Wichtige Akupressurpunkte. Von den Meridianen haben wir dir bereits einiges erzählt. Auf den Meridianen liegen die Akupunkturpunkte. Du kannst diese Punkte durch verschiedene Techniken beeinflussen und die Energien in deinem Körper aktivieren, beruhigen und harmonisieren. Eine der Techniken ist die Akupressur. Wir stellen dir hier einige Punkte vor. Diese Punkte aktivieren deinen Kreislauf und deine Vitalität.

Du kannst diese Punkte morgens alle drücken. Damit stellen sie eine ausgezeichnete Vorsorge dar. Du kannst sie aber auch bei Bedarf drücken, dann, wenn du entsprechende Schwierigkeiten verspürst. Drücke die Punkte kurz und kräftig mehrmals hintereinander. Der Thymus wird durch leichtes Klopfen mit allen Fingerspitzen auf dem Brustbein aktiviert.

Die angegebenen Akupressurpunkte sind folgendermaßen zu lokalisieren (siehe Abb. 3):

*Thymus:* Drei Fingerbreit unterhalb des Schlüsselbeinansatzes auf dem Brustbein.

*KG 15:* An der unteren Spitze des Brustbeines.

*KS 6:* Zweieinhalb Querfinger oberhalb der Handwurzelquerfalte.

*H 7:* An der Handwurzelquerfalte, unterhalb des Kleinfingerballens.

*KS 8:* Bei zur Faust gekrümmten Fingern zwischen den Spitzen des dritten und vierten Fingers, in der Mitte des Handtellers.

*KS 9:* Am Nagelfalzwinkel der dem Daumen zugewandten Seite des Mittelfingers.

*H 9:* Am Nagelfalzwinkel der dem Daumen zugewandten Seite des Kleinfingers.

*Di 4:* Wenn man Daumen und Zeigefinger gestreckt aneinanderpreßt, entsteht ein Muskelbauch; an dessen höchster Stelle befindet sich der Punkt.

*M 36:* An der Schienbeinaußenkante, zwei Querfinger unter dem Wadenbeinköpfchen.

*MP 6:* Vier Querfinger oberhalb der Spitze des inneren Knöchels, am Schienbein-Hinterrand.

*N 1:* Auf der Fußsohle, in der Mitte der Vertiefung, die entsteht, wenn man die Zehen nach unten krümmt.

TROCKENBÜRSTEN. Das ist eine einfache Art, den Kreislauf in Schwung zu bringen. Dabei führst du die Bürste in kreisenden Bewegungen von den Körperstellen, die dem Herzen am weitesten entfernt sind, in Richtung zum Herzen hin. Deine Haut kann dabei ruhig rot werden, das zeigt dir an, wie intensiv deine Durchblutung angeregt wird.

KLEINE KNEIPP-ANWENDUNG. Du kannst duschen und dann nach Kneipp-Art hinterher mit kaltem Wasser, wiederum von herzfern zu herznah hin deinen Kreislauf aktivieren. Dies führst du mit der Dusche oder mit einem Schlauch durch. Auch Wechselduschen, also mehrmals abwechselnd kalt und warm, beleben sehr. Wirkungsvoll ist auch das kalte Abwaschen deines Körpers, auch hier immer in Bewegungsrichtung zum Herzen und dann naß wieder ins Bett zurück. Du kannst dich dazu zwischen zwei Frottiertücher legen, und du wirst merken, daß es dir auch ohne viel Bewegung wohlig warm wird.

LEBERWICKEL. Eine Möglichkeit, die Entgiftung intensiv zu fördern, ist der altbewährte Leberwickel. Hier packst du ein Handtuch, das du zuvor in heißes Wasser getaucht und ausgewrungen hast, über deinen rechten Rippenbogen. Dann kommen darüber ein Badetuch und die Bettdecke und bei Bedarf noch eine Wärmflasche an die Füße. Klingt das nicht verlockend? Deine Leber freut sich über die vermehrte Durchblutung, die du übrigens noch durch einige Tropfen Rosmarinessenz im heißen Wasser steigern kannst. Danach solltest du dich jedoch ganz behutsam und sanft in Bewegung setzen, denn dein Blut hat sich dabei in deinem Leib zentralisiert, und dein Kreislauf benötigt einige Zeit, um wieder richtig in Schwung zu kommen.

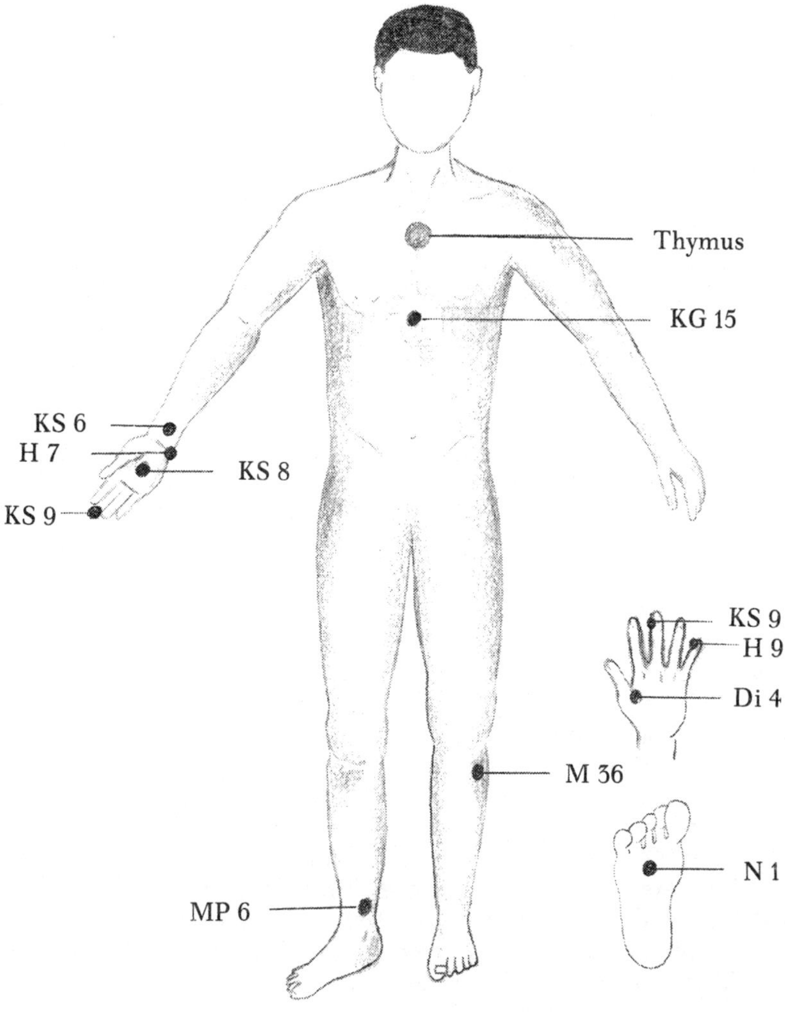


Abb. 3: Akupressurpunkte

## Maßnahmen, die du selbst durchführen kannst: Große Hilfen

Eine intensive Unterstützung des Reinigungsprozesses ist Bewegung. Wenn du es gewohnt bist, Sport zu treiben, solltest du das auf jeden Fall auch weiterhin tun. Dein Körper verfügt gerade jetzt über eine Menge Reserven, denn er braucht ja keine Energie mehr zur Verdauung. Schon einige Sportler haben Höchstleistungen während des Fastens vollbracht. Diesen Ehrgeiz mußt du zwar nicht unbedingt entwickeln, aber du kannst dir durchaus einiges zumuten.

Wenn du nicht trainiert bist, bekommst du vielleicht gerade jetzt Lust, damit anzufangen. Du solltest allerdings beim Fasten besonders langsam damit beginnen, denn dein Körper ist nun noch ökologischer als sonst und braucht etwas Zeit, bis er die nötige Energie freisetzt. Also keine plötzlichen Sprints, keine fünfzig Kniebeugen oder Bergtouren, wenn du untrainiert bist. Du kannst aber ohne Bedenken deinen Garten umgraben, wenn dir danach ist, oder Großputz veranstalten oder gemächlich eine Anhöhe hinaufgehen. Bewegung unterstützt in jedem Fall den Abbau von Schlakkenstoffen und vermehrt den Aufbau von Muskelgewebe.

YOGA-ASANAS. Das Hatha-Yoga enthält einige Übungen, die als Begleitung für die Fastenzeit sehr geeignet sind. Es gibt genügend Yogabücher, aus denen du dir mit ein wenig Vorkenntnis einzelne Übungen zusammenstellen kannst, die deinen Reinigungsprozeß unterstützen. Du kannst auch bei Interesse entsprechende Kurse besuchen und Yoga lernen. Wir stellen dir hier eine Reihe von Yogaübungen zur Harmonisierung vor, zum Beispiel »Das Sonnengebet« (siehe Abb. 4). Diese Übungsreihe aktiviert nicht nur den Kreislauf, sie fördert auch ausgezeichnet die Entgiftung.

1. In Grundstellung einige Male tief ein- und ausatmen.
2. Einatmen, die Arme gerade nach oben strecken und den Oberkörper leicht nach hinten neigen.
3. Ausatmen, Hände mit gestreckten Armen auf den Boden bringen, Nase an die durchgestreckten Knie.

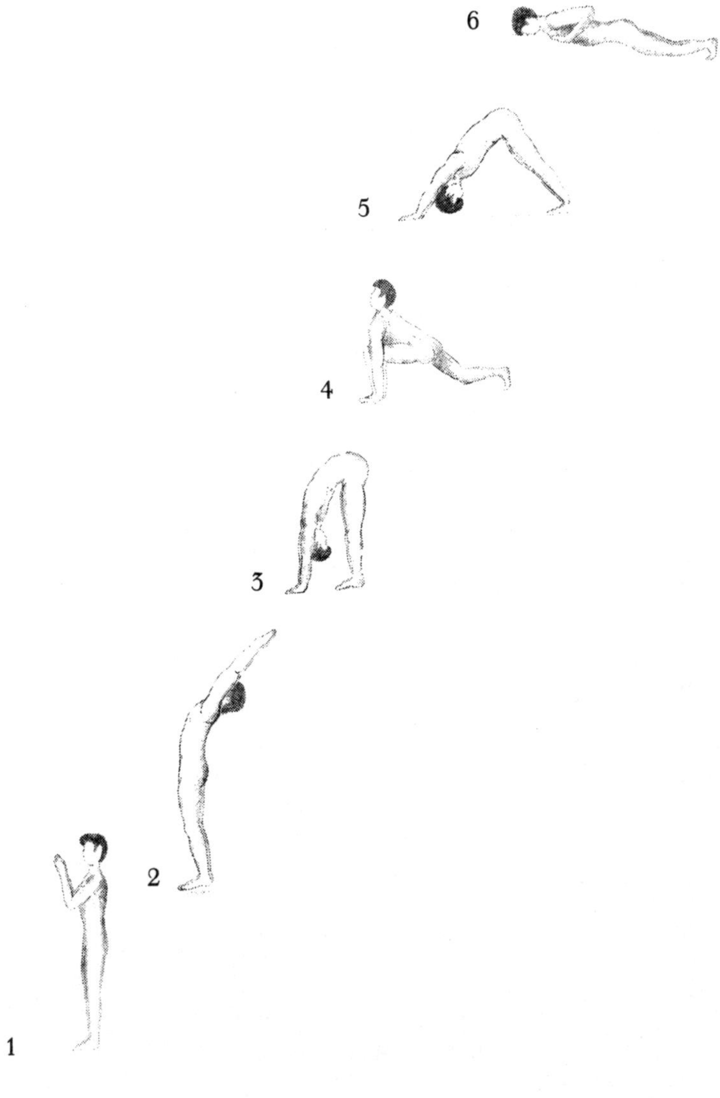
6
5
4
3
2
1

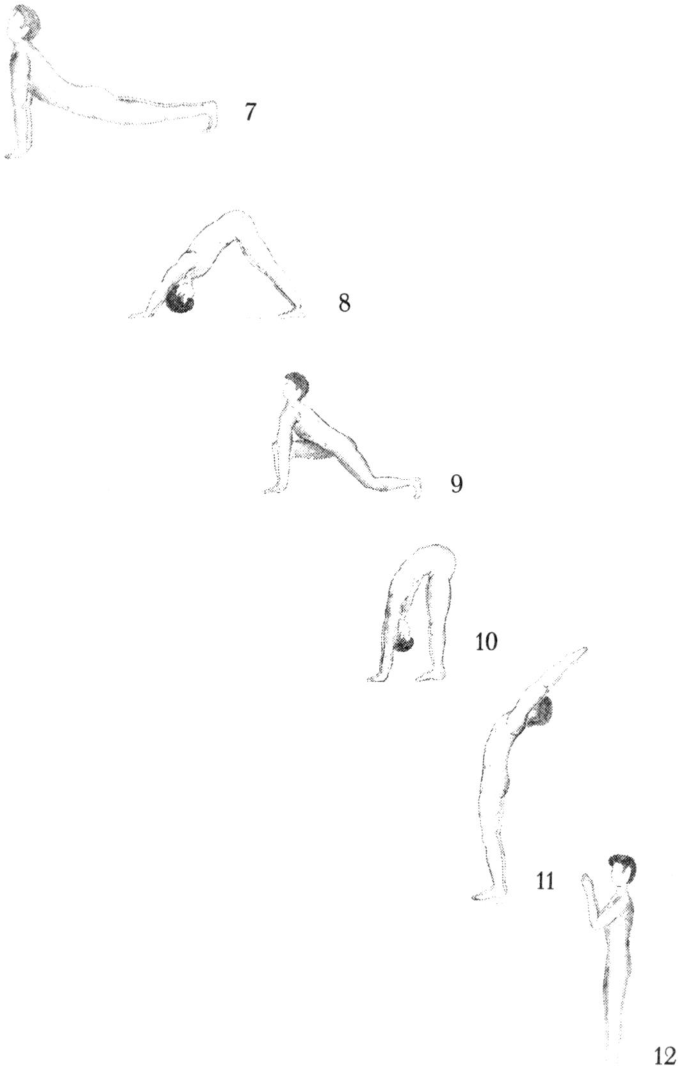


Abb. 4: Das Sonnengebet

4. Einatmen, Hände bleiben auf dem Boden, Arme gestreckt, linkes Knie auf den Boden, rechten Schenkel fest gegen den Leib, Kopf in den Nacken.

5. Atem anhalten, V-Stellung, Kinn auf den Brustkorb, Fersen auf den Boden.

6. Ausatmen, Zehen, Knie, Brust und Stirn auf den Boden, Hüften und Unterleib hoch, Kinn auf den Brustkorb.

7. Einatmen, Brust heraus, Rücken hohl, Kopf in den Nacken, Knie berühren den Boden.

8. Ausatmen, V-Stellung, Kinn auf den Brustkorb, Fersen auf den Boden.

9. Einatmen, Hände bleiben auf dem Boden, Arme gestreckt, rechtes Knie auf den Boden, linken Schenkel fest gegen den Leib, Kopf in den Nacken.

10. Ausatmen, Hände bleiben auf dem Boden, beide Füße nebeneinander, Nase an die durchgestreckten Knie.

11. Einatmen, die Arme gerade nach oben strecken, den Oberkörper leicht nach hinten neigen.

12. Ausatmen, Ausgangsposition und Übergang zum nächsten Bewegungsablauf.

Bei dieser Übungsfolge ist zu beachten, daß die Hände ab der zweiten Position den Boden berühren und dort wie festgenagelt bleiben bis zur elften Position.

MERIDIAN-DEHNÜBUNGEN. In der östlichen Heilkunde weiß man schon seit Tausenden von Jahren um die Verbindungen zwischen Körper, Geist und Seele des Menschen. Die Organe und Organsysteme werden den fünf Elementen zugeschrieben. Diese Elemente sind eine andere Beschreibung der Chi-Energie, in ihren zyklischen Wandlungsphasen. Gesundheit wird nur bewahrt, wenn durch die Elemente Feuer, Wasser, Luft, Erde und Metall, zu denen jeweils zwei Meridianpaare gehören, die klare lebensspendende Energie fließt. Durch eine sehr sanfte Art der Bewegung wird der freie Fluß der Chi-Energie in den Meridianen unterstützt und der Körper beweglich und locker erhalten. (Abb. 5)

*Lungen- und Dickdarm-Meridian:* Stelle dich aufrecht, die Füße in Schulterbreite und verschränke deine Hände mit gestreckten Armen hinter deinem Rücken. Beuge dich nun so weit wie mög-

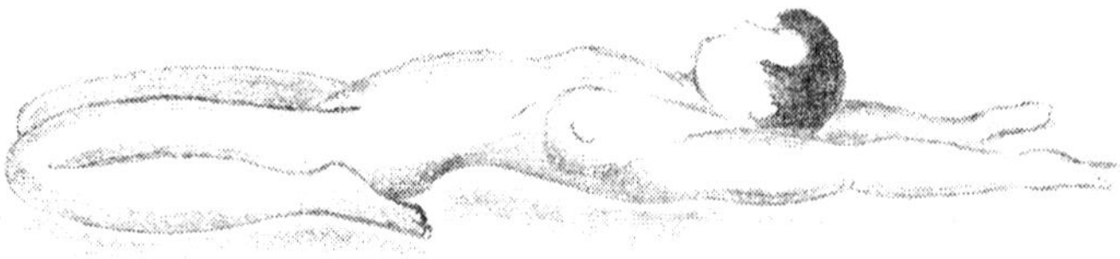

Magen und Milz
Element Erde

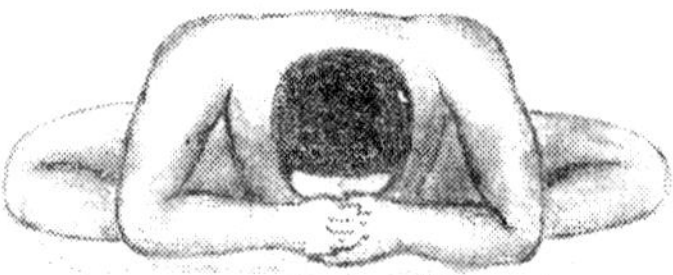

Herz- und Dünndarm
Element Feuer

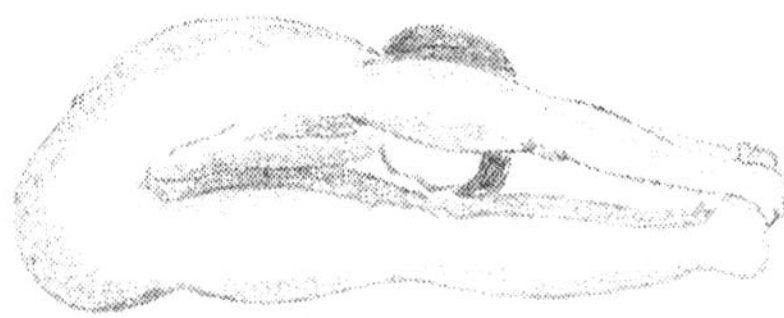

Blase und Niere
Element Wasser

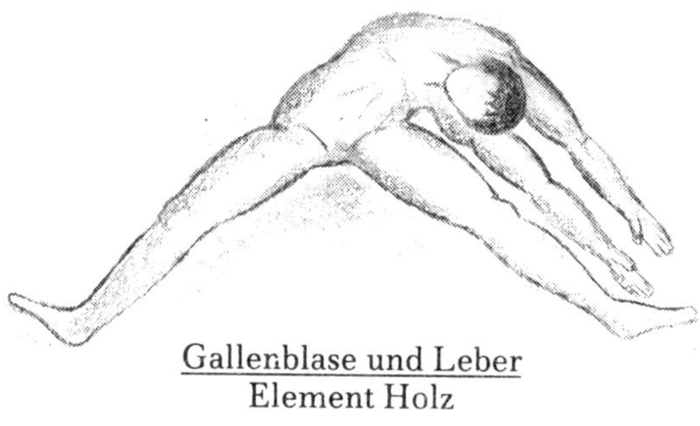

Gallenblase und Leber
Element Holz

lich nach vorn, während du deine Arme in Richtung Kopf vom Körper wegstreckst.

*Milz-Pankreas- und Magen-Meridian:* Knie dich auf den Boden und setze dich auf deine Füße. Hebe nun deine Hände mit gestreckten Armen nach oben über deinen Kopf, dann neige dich mit deinem Körper langsam nach hinten, bis deine Schultern den Boden berühren.

*Herz- und Dünndarm-Meridian:* Sitze mit weit geöffneten Beinen auf dem Boden, die Fußsohlen gegeneinander und halte die Füße mit deinen Händen umfaßt. Dann beuge dich langsam nach vorne und versuche, mit der Stirn deine Füße zu berühren.

*Nieren- und Blasen-Meridian:* Sitze mit ausgestreckten Beinen auf dem Boden, die Fußzehen zeigen zur Decke. Strecke dann die Arme aus und umfasse die Zehen mit den Fingern, beuge deinen Oberkörper langsam nach vorne, bis dein Kopf die Knie berührt.

*Kreislauf- und Dreifacherwärmer-Meridian:* Sitze mit weitgeöffneten Beinen auf dem Boden, die Fußsohlen gegeneinander. Lege dann die Arme überkreuz und halte das gegenüberliegende Knie. Drücke die Knie nach unten und beuge dich nun langsam so weit wie möglich nach vorne.

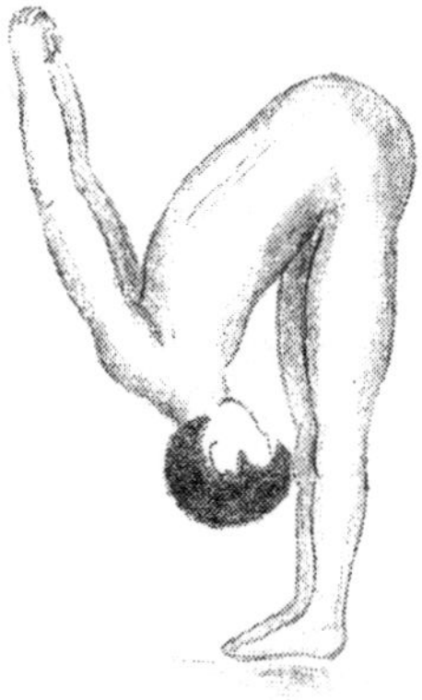

Lunge und Dickdarm
Element Metall

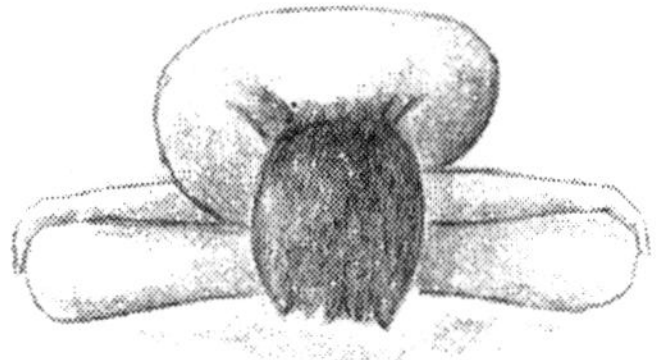

Kreislauf- und Dreifacherwärmer
Element Feuer

Abb. 5: Meridian-Dehnübungen

*Leber- und Gallenblasen-Meridian:* Sitze mit gestreckten und weit gespreizten Beinen auf dem Boden, hebe dann die Hände mit gestreckten Armen über den Kopf und beuge dich seitwärts in Richtung Fuß, abwechselnd auf die linke und rechte Seite.

Vielleicht hast du auch Freude daran, dein individuelles Dehn- und Streckprogramm zu kreieren. Folge einfach deinem Körper, dehne und recke dich nach deinem inneren Bedürfnis und gib dabei deinem Wohlbehagen über die Stimme Ausdruck. Tiere haben keine Ahnung von Yoga-Übungen und Meridianen und dehnen ihre Energiebahnen trotzdem sehr gezielt, weil sie genau spüren, wann und wo es nötig ist. Wenn du aufmerksam in dich hineinhörst, dann weißt du das auch.

TAI CHI. Diese Worte heißen übersetzt »der große Dachbalken«, was soviel bedeutet wie das tragende Element, um die Lebensenergie fließen zu lassen. Gemeint ist der Balken, der das Himmelszelt über der Erde stützt. Dieser ist gleichzeitig die Mitte und die Vollendung von Himmel und Erde, so wie dies auch der Mensch sein soll. Tai Chi kommt aus dem Taoismus und ist auch unter dem Namen »Schattenboxen« bekannt. Es ist ein System von harmonisierenden Bewegungsabläufen, bei welchen immer eine zweite Bewegung die erste zum Ausgleich bringt. Sinn dieser Bewegungsabläufe ist es, die Chi-Energie im Körper zum freien Fließen zu bringen. Tai Chi erlernst du sinnvollerweise bei qualifizierten Ausbildern. Wir bieten in unseren Kursen eine Übungsreihe an, die »Tai Chi für Bequeme« heißt. Die kleine Legende, die es hierzu gibt, sagt aus, daß auch diese Form des Tai Chi zur Erleuchtung führt. Hierbei gibt es neun einfache Bewegungsabläufe, die in einem bestimmten Rhythmus nacheinander durchgeführt werden.

DIE FÜNF »TIBETER«. Diese Übungsreihe ist schon bald »Pflicht« für jeden unserer Klienten, das heißt wir empfehlen diese Übungen, und all die, die sie in ihr Leben integrieren, reden begeistert darüber und empfehlen sie auch gerne weiter. Sie aktivieren die

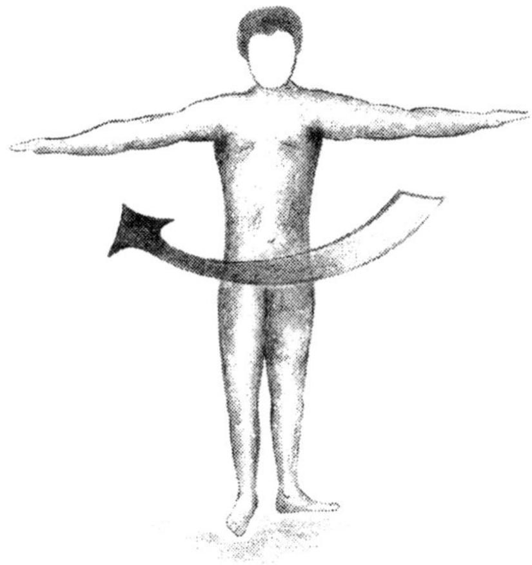

1. Übung

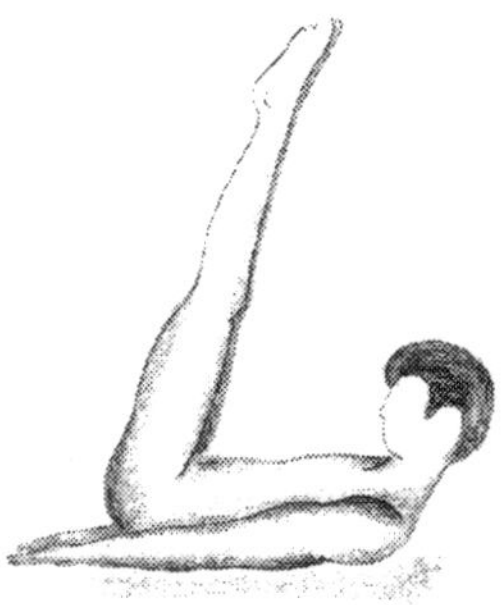

Einatmen

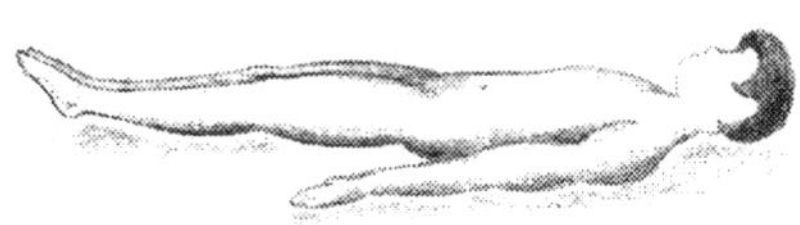

Ausatmen

2. Übung

Chakren. Hierzu gibt es ein Buch*, in dem diese Übungen, in einer schönen Geschichte verpackt, ausführlich dargestellt werden. (Abb. 6)

*1. Übung:* Stell dich mit ausgestreckten Armen, die Handflächen nach unten, aufrecht hin. Dann fang an, dich nach rechts um deine

* Die hier vorgestellten Übungen beruhen auf den Energieriten tibetischer Mönche, die durch Peter Kelders Buch *Die Fünf »Tibeter«* (Integral, Wessobrunn, 11. Auflage 1991) jetzt bei uns im Westen populär werden. – Name *Die Fünf »Tibeter«* geschützt. Verwendung mit Genehmigung des Integral Verlags.

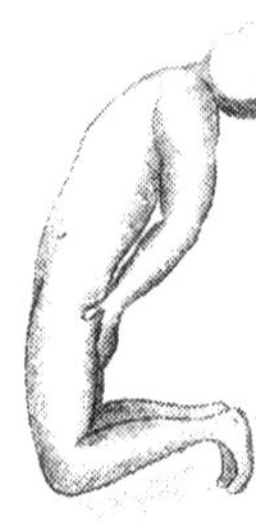

Einatmen

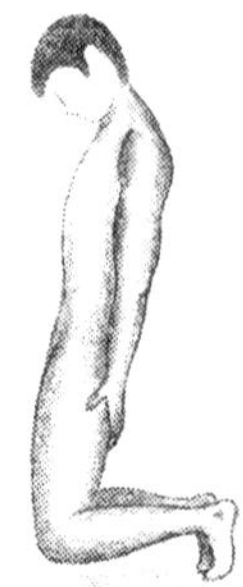

Ausatmen

3. Übung

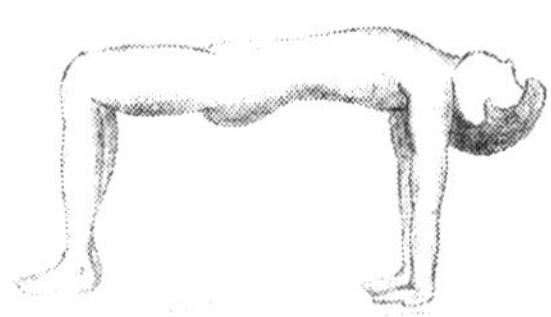

Einatmen

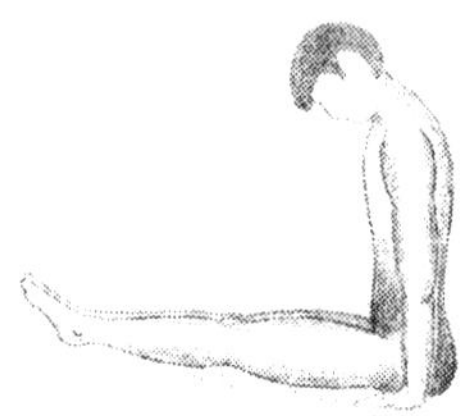

Ausatmen

4. Übung

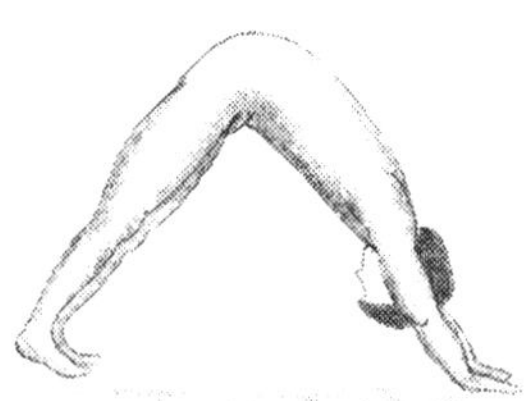

Einatmen

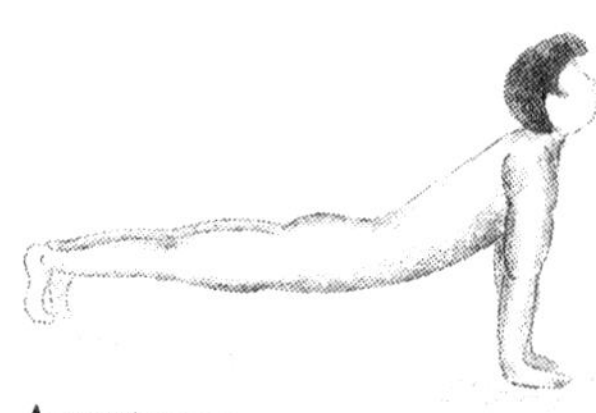

Ausatmen

5. Übung

Abb. 6: Die Fünf »Tibeter«

eigene Achse zu drehen wie ein Kreisel. Beginne mit wenigen Umdrehungen, damit dir nicht schwindlig wird. Wenn du geübter bist, dann kannst du die Umdrehungen bis auf 21 mal steigern. Dies gilt auch für die folgenden vier Übungen.

*2. Übung:* Lege dich mit gestreckten Beinen und den Armen seitlich am Körper, Handfläche nach unten, auf den Rücken. Beim Einatmen hebst du die Beine gestreckt nach oben, gleichzeitig auch den Kopf, bis das Kinn den Brustkorb berührt. Beim Ausatmen Beine und Kopf wieder sinken lassen.

*3. Übung:* Knie dich aufrecht hin, mit aufgestellten Zehen, die Knie etwa zehn Zentimeter auseinander. Lege die Hände dann nach hinten an die Oberschenkel und biege dich einatmend, mit dem Kopf im Nacken, aus der Leistengegend heraus nach hinten. Beim Ausatmen kommst du zurück in die aufrechte Position und drückst das Kinn auf die Brust.

*4. Übung:* Setze dich aufrecht mit gestreckten Beinen, dem Kinn auf der Brust und den Handflächen links und rechts neben dem Gesäß auf den Boden. Einatmend hebst du das Becken hoch, bis der Rumpf und die Oberschenkel eine Gerade bilden, der Kopf sinkt weit nach hinten. Beim Ausatmen kommst du zurück in die Ausgangsposition.

*5. Übung:* Lege dich auf den Bauch und stütze dich dann auf die Hände und die aufgestellten Zehen, drücke dann deine Arme durch, so daß dein Oberkörper sich erhebt. Der Abstand zwischen den beiden Händen und den beiden Füßen beträgt jeweils etwa 60 Zentimeter. Der Kopf liegt im Nacken. Beim Einatmen ziehst du nun das Gesäß nach oben und bildest so mit deinem Körper ein Dreieck, das Kinn wird dabei an die Brust gezogen. Beim Ausatmen läßt du das Becken wieder nach unten bis kurz über die Erde sinken und legst den Kopf in den Nacken.

Tanz. Du kannst selbstverständlich »Standardtänze« ausführen, wenn du das Bedürfnis hast. Wir meinen aber mehr das Tanzen, das aus dir heraus kommt. Dabei führst du, bei einer Musik, die dir im Moment gefällt, Bewegungen aus, die ganz deinem inneren Bedürfnis entsprechen. Du tanzt deine augenblickliche Stimmung. Das kann dein eigener »Sterbender Schwan« sein, wenn du gerade traurig oder bedrückt bist, oder der Tanz eines Kobolds, der sich über seine frisch erwachten Kräfte freut. Diese Art des Tanzens kann zu einer Trance führen, in der du dich immer mehr selbst finden wirst.

Wandern. Häufig wird Fasten und Wandern gemeinsam angeboten. Hierbei werden die Längen der Touren nicht immer deinen Bedürfnissen angepaßt sein. Auch das Tempo wird dabei von einer Gruppe bestimmt. Wenn du dich fit genug fühlst, ist diese Art der Fastenbegleitung durchaus empfehlenswert. Du kannst jedoch auch allein oder in kleinen Gruppen wandern. Dabei kannst du eher einmal stehen bleiben, um die Natur zu bewundern.

Trampolin. Dies ist eine herrliche Art, bei der du dich »Auf der Stelle« bewegst. Du kannst dabei auch deinen Bedürfnissen freien Lauf lassen. Es gibt sogar Übungsprogramme, in denen zusätzlich eine Harmonisierung über das Meridiansystem möglich ist. Das Trampolin ist ideal für den Winter oder bei schlechtem Wetter und macht viel Spaß.

Bewußtes Arbeiten. Vielleicht wirst du jetzt denken: Auch das noch! Das muß doch nicht gerade während der Fastenzeit sein. Aber zum Beispiel Gartenarbeit hat sich bestens bewährt, besonders wenn es um das »Erden« geht. Gartenarbeit kann sehr meditativ ausgeführt werden, wie übrigens jede andere Arbeit des Alltags. Auf diese Art ist Meditation leicht in dein Leben zu integrieren. Du kannst bedenkenlos deinen Garten umgraben, wenn es gerade ansteht, nur laß dir Zeit dazu. Wenn du möchtest, veranstalte in deiner Wohnung, im Keller oder auf dem Speicher großes Reinemachen. Ein Großputz im Außen paßt durchaus zum Großputz im Inneren.

# »Besondere Hilfen«

Außer der Bewegung gehört auch der Gegenpol zum Fasten – die Ruhe. Hier stellen wir dir einige Möglichkeiten vor, die deiner Seele helfen, immer mehr zum Vorschein zu kommen, so daß du Kontakt mit ihr aufnehmen und sie kennenlernen kannst. So beginnst du immer mehr in Übereinstimung mit deinem innersten Wesen zu handeln.

MEDITATION. Meditation stellt selbstverständlich einen besonderen Schlüssel dar, um deine Pforten zum Inneren zu öffnen. Du wirst spätestens am dritten Tag der Fastenzeit merken, daß sich dein Tempo verändert. Du wirst gelassener und ausgeglichener. Nun fällt dir das »Nach-Innen-gehen« und »Dich-Besinnen« viel leichter als im Alltagsstreß. Wenn du schon einen Meditationsstil gefunden hast, der deinen Bedürfnissen entspricht, dann praktiziere diese Art zu meditieren. Ansonsten solltest du dich informieren durch Bücher oder durch entsprechende Kurse und das ausprobieren, was dir am meisten zusagt. Auch einfaches Betrachten eines Bildes und Musikhören führen zu deiner Mitte. Du kannst dein ganzes Leben meditativ gestalten, und du wirst dadurch bedeutend erfolgreicher werden bei allem was du tust. Nicht umsonst werden heute auch in Managerkreisen Meditationskurse durchgeführt.

MALEN. Hier ist vor allem das freie Malen gemeint, zum Beispiel das Malen mit Fingerfarben, wie es bei Kindern sehr beliebt ist. Du kannst dir natürlich auch ein Thema setzen und dann das Bild kreieren. Sehr schön ist das Malen in der Gruppe, bei dem alle gemeinsam ein Bild anfertigen, ohne sich verbal dabei zu verständigen. Das ist eine Möglichkeit, gemeinsam zu meditieren und sich in andere einzufühlen. Zusätzlich kannst du noch einiges über dich erkennen, wenn du bereit dazu bist. Es kommt dabei auf das Fließenlassen deiner Kreativität an und nicht auf die Exaktheit der Maltechnik. Du hast durch das freie Malen die Chance, mit deinem Inneren in Kontakt zu kommen, und das sollte deine Motivation sein.

TÖPFERN. Dies ist eine ebenso erdende Beschäftigung wie die Gartenarbeit. Auch beim Töpfern sollte deine Motivation sein, dein Innerstes auszudrücken. Du mußt keine bestimmte Form herstellen, vielleicht ist es für dich gerade wichtiger, mit dem Ton zu spielen. Laß deiner Phantasie Flügel wachsen. Vielleicht wunderst du dich zum Schluß darüber, was alles in dir steckt und bisher noch unentdeckt war.

FASTENTAGEBUCH. Ein solches Tagebuch könntest du nicht nur während der Fastenzeit führen, aber es ist eine gute Möglichkeit, damit zu beginnen. Mit einem solchen Buch rufst du dir deinen Tag noch einmal ins Bewußtsein. Träume, Gefühle, Gedanken, Erlebnisse kannst du in Kurzform eintragen. Ein entscheidender Vorteil dieses Buches ist, daß es deinen Bewußtwerdungsprozeß enorm beschleunigen kann. Es liegt an dir, wie intensiv du damit arbeitest.

## Einige Pflegetips

Wir haben dir schon beschrieben, daß deine Ausdünstung während der Fastenzeit »etwas strenger« werden kann, was ein Zeichen von Entgiftung ist. Körper und Mundpflege sind also wichtiger denn je. Wir empfehlen dir, in der Fastenzeit alle Pflegemittel, die mit deiner Haut in Kontakt kommen, zu überprüfen. Jetzt, wo deine Nase sensibler wird, lehnst du vielleicht synthetische Duftstoffe ab, und es fällt dir leichter, deine Kosmetik auf »Natur« umzustellen. Ätherische Öle und Pflegemittel auf natürlicher Basis machen die Körperpflege zu einem wonnevollen Vergnügen. Es gibt heute sehr schöne Bücher, aus denen du Anleitungen bekommen kannst, wie du Badeöle, Cremes, Körperöle, Duschmittel, Parfums mit deinen Lieblingsdüften problemlos selbst herstellen kannst. Es lohnt sich, hier auch einmal das Bisherige in Frage zu stellen.

*Zahn- und Mundpflege:* Putze dir mehrmals am Tag die Zähne und benutze die Bürste auch für die Zunge. Spüle deinen Mund häufiger mit Wasser oder sauge einen Zitronenschnitz aus. Du kannst dem Wasser zum Spülen oder Gurgeln auch ein bis zwei Tropfen Zitronenöl hinzufügen.

*Körperpflege:* Meide in der Fastenzeit Kunstfasern, sie saugen die Ausscheidungen der Haut nicht genügend auf. Dusche nach Bedarf, und da die Haut beim Fasten etwas austrocknen kann, pflege sie mit pflanzlichen Ölen, die sie zart und geschmeidig halten. Auch hier kannst du ätherische Öle zusetzen. Wir haben dir bereits dargestellt, daß deine Haut nicht so undurchlässig ist, wie du glaubst. Dein ganzer Körper ist ein Schwingungssystem, und alles, was du auf deine Haut bringst, verändert diese Schwingungen. Es ist nicht wahr, was viele Fachleute behaupten, daß die Haut Substanzen so gut wie nicht aufnimmt. Ein ätherisches Öl, wie Lavendel, kann bereits fünfzehn Minuten, nachdem es auf die Haut aufgetragen wurde, im Urin festgestellt werden.

## Die sieben Heilkundigen

Die sieben Heilkundigen kannst du jederzeit zu Rate ziehen und sie als deine persönlichen Berater immer konsultieren. Sechs davon stellen dir ihre Heilkraft während und nach der Fastenzeit bereitwilig zur Verfügung. Den siebten wirst du erst nach der Fastenzeit hinzuziehen können. Sie werden sich dir aber nicht aufdrängen. Wir haben im Laufe dieses Buches einige schon angesprochen, hier wollen wir dir aber der Vollständigkeit halber alle noch einmal geschlossen vorstellen:

*Frische Luft:* Das ist heute nicht überall mehr selbstverständlich. Du solltest bei Tag und bei Nacht ausreichend frische, saubere Luft einatmen. Überprüfe, inwieweit dies bei dir gegeben ist, und sorge dafür, daß du so oft wie möglich in die Natur gehst.

*Reines Wasser:* Diesen Punkt haben wir bereits angesprochen, und ausführlich wird er noch einmal bei den geistigen Prinzipien dargelegt. Diesen Heilkundigen solltest du reichlich konsultieren, und zwar von innen wie von außen. Bei »innen« meinen wir nicht nur, daß du das Wasser trinken, sondern daß du es auch zum Reinigen deines Darmes benutzen kannst.

*Sonnenschein:* Nimm diesen so oft in Anspruch, wie es nur geht. Die Sonne ist das zentrale Gestirn unseres Planetensystems. Ohne sie wäre kein Leben auf der Erde möglich. Sie ist nicht umsonst ein Symbol für Licht, Lebendigkeit und Fröhlichkeit. So ist es auch kein Wunder, daß es vielen Menschen bedeutend besser geht, wenn sie die Sonnenstrahlen auf ihrem Körper spüren.

*Kräftige Bewegung:* Diesen Heilkundigen gibt es in vielerlei Gestalten, einige davon haben wir bereits angesprochen, Wandern, Tanzen, Gartenarbeit, Trampolin, Spaziergang, Sport. Bei vielen dieser Tätigkeiten nimmst du sogar mehrere Heilkundige gleichzeitig in Anspruch, so daß sich die Wirkung verstärkt.

*Ruhe:* Gerade in der Fastenzeit kann es sein, daß du diesen Heilkundigen intensiver kennenlernst als in deinem Alltag. Du wirst ihn sehr zu schätzen lernen und dann auch in Zukunft nicht mehr missen wollen. Er kann dir auch die Kontakte knüpfen zum nächsten Heilkundigen.

*Meditation:* Dieser Heilkundige führt dich zu deinem Inneren, zu der unentdeckten Welt in dir. Sie ist weit größer als jeder Ort, den du bisher im Außen gefunden hast. Du kannst durch Meditation bei dir selbst ankommen. Daraus entsteht die Kraft, die Bewußtheit in deinem Leben zu verwirklichen.

*Rohkost:* Dieser Heilkundige steht dir in der Fastenzeit nicht im vollen Umfang zur Verfügung, aber vergiß nicht, daß du für diese begrenzte Zeit freiwillig darauf verzichtet hast. Bei den Säften besteht aber durchaus die Möglichkeit, frische Rohkost in flüssiger Form zu dir zu nehmen, wenn auch verdünnt. Dieser Heilkundige wird dir aber bereitwillig alle Geheimnisse des natürlichen Essens mitteilen. Er kann dir zu einem entscheidenden Wandel in deinem Leben verhelfen.

# Maßnahmen, zu denen du Hilfen benötigst: Einige Formen von Energie- und Körperarbeit

Hier beschreiben wir dir einige Möglichkeiten, wie du deine Fastenzeit noch effektiver gestalten kannst. Vergiß dabei aber nicht, daß Fasten allein schon als »die Chirurgie ohne Messer« bezeichnet wird, was ausdrückt, daß Fasten sehr wirkungsvoll ist. Wir erwähnten aber bereits, daß sich Fasten besonders gut eignet als Begleitung zu Psychotherapien und Bewußtwerdungsprozessen aller Art. Wir empfehlen oft bei unserer therapeutischen Arbeit das Fasten. Loslassen auf der körperlichen Ebene und Loslassen auf der geistig-seelischen Ebene gehen Hand in Hand. So unterstützen sich beide Therapieansätze gegenseitig. Umgekehrt kannst du auch feststellen, daß ein »Nicht-loslassen-Wollen« auf der geistig-seelischen Ebene im Körper eine Verstopfung oder Schmerzen hervorruft.

Bei vielen Therapieverfahren gibt es eine Gefahr. Sie ist sehr subtil und wird von den meisten Therapeuten und Klienten nicht erkannt. Es geht um deine Eigenständigkeit und deine Eigenverantwortlichkeit. Du und dein Therapeut begeben sich in eine Situation, in der der Therapeut etwas tut und du etwas tun läßt. Damit arbeiten sich beide indirekt ständig in die Tasche. Du als Klient kannst die Verantwortung abgeben, und der Therapeut ist der Macher. Genau dieses Prinzip gilt es immer wieder zu beachten, denn auf Dauer fühlen sich beide dabei nicht wohl. Wir haben als Überschrift gewählt, Maßnahmen, zu denen du Hilfe benötigst, nicht Maßnahmen, die ein anderer für dich ausführt.

Reiki. Reiki ist eine japanische Naturheilkunst und bewirkt, daß Heilenergie in kraftvoller und konzentrierter Form durch die Hände des Reiki-Heilers fließt. Dadurch findet eine körperliche sowie geistige und emotionale Reinigung in dir statt. Deine Aufgabe dabei ist es, diesen Reinigungsprozeß zuzulassen und nach Kräften zu unterstützen. Es liegt also bei dir, ob du dafür bereit bist und dein Heilwerdungsprozeß gefördert wird oder ob du die Reinigung durch dein Denken und Tun blockierst. Dann wird sich durch Reiki-Sitzungen nicht viel in deinem Leben manifestieren. Du hast zusätzlich noch die Möglichkeit, durch Seminare Kanal für diese Heilenergie zu werden, so daß du dir selbst »Sitzungen« geben kannst.

Bio-Resonanztherapie. Sie greift in einer der Materie übergeordneten Steuerebene an und geht davon aus, daß du durch eine Fülle von Wechselwirkungskräften und Resonanzen gesteuert wirst. Dein Organismus reagiert auf schwache, sogenannte ultrafeine Signale, wenn sie in ganz bestimmten, bisher wenig benutzten Frequenzbereichen liegen. Die Möglichkeit, mit solchen Signalen auf den Körper einzuwirken, ist sehr unterschiedlich und hängt von der Konstitution, dem Krankheitsbild und dem Gesamtzustand des Menschen ab.

Das neuentwickelte Gerät »Biocom« ist ein sogenanntes Spektrometer, das die körpereigenen Schwingungen über die Hautoberfläche abtastet und durch ein Kabel an das Gerät meldet. Die zurückgegebene Therapieschwingung reduziert krankmachende Frequenzen, wodurch die Ordnung im Menschen wiederhergestellt wird. Durch die veränderten Schwingungen kommst du in Situationen, in denen du Neuentscheidungen treffen und damit alte Muster auflösen kannst.

Umweltresonanztherapie. Durch die heutige Lebensweise (betonierte Häuser, asphaltierte Straßen, denaturierte Nahrung) fehlen dir bestimmte elektromagnetische Impulse, um das Gleichgewicht der harmonischen Frequenzen des Körpers aufrechtzuerhalten. Dieses Gleichgewicht kann ebenfalls durch eine hohe Belastung mit Umweltgiften gestört sein. Beides wirkt sich zuerst auf deiner seelisch-geistigen Ebene aus, kann sich bei entsprechender Einwirkzeit jedoch auch körperlich manifestieren. Mit diesem Therapieverfahren kann durch Übertragung der Schwingungen von Farben, Tönen, Edelsteinen und Metallen der Heilungsprozeß in Gang gesetzt werden. Es liegt an dir, diese Impulse in dein Leben zu integrieren.

Kristall- und Edelsteinarbeit. Edelsteine stellen kleine, hochwirksame Energiegeneratoren mit definiertem Frequenzspektrum dar, bedingt durch die Kristallstruktur. Sie erlauben eine Zuordnung zu den Farben und Tönen und eignen sich besonders zur Therapie von psychischen Blockaden. Dies ist eine Form der Energiearbeit, bei der ausgesuchte Edelsteine und Kristalle direkt auf deinen Körper gelegt werden. Dadurch wirst du an deine gefühlsmäßigen Blockaden herangeführt und hast die Gelegenheit, diese zu lösen. Edelsteine sind wundervolle Begleiter in deinem Alltag, welche dir helfen, dein Energiepotential optimal zu nutzen. Edelsteinanalysen nach deinem Geburtshoroskop erleichtern dir die Auswahl. Du kannst sie dann als Trommelsteine oder als Schmuckstein verarbeitet tragen.

Imaginations- und Rückführungstherapie. Imaginieren bedeutet: vorstellen, sich etwas bildlich anschaulich machen. Diese Technik verwendest du schon unbewußt in deinen Träumen. In der Imagination kannst du bewußt im Zustand der körperlichen Entspannung in deine inneren Bilder eintauchen. Du kannst sie so kreativ in nutzbare Erfahrungen zur Problemlösung im Alltag umsetzen. Diese Imagination wird auch zur Unterstützung der Beseitigung von chronischen und akuten körperlichen Krankheitsprozessen eingesetzt.

In der Rückführungstherapie werden Erlebnisse aus zurückliegenden Jahren bis hin zu deiner Geburt, deiner vorgeburtlichen Phase oder aus anderen Inkarnationen aufgearbeitet. Auch hierzu verwendest du die Bilder deiner Seele. Diese Sicht ermöglicht es dir, liebevoll mit deiner Vergangenheit abzuschließen und damit Raum zu schaffen für ein erfüllteres Leben.

Tattwa-Therapie. Mit dieser speziellen Trancetechnik kannst du Abenteuerreisen in dein Innerstes unternehmen. Du und deine Welt sind eins. Ihr seid aus dem gleichen Stoff aufgebaut, der in die fünf Elemente unterteilt ist. Deine Reise unternimmst du hierbei mit speziellen Symbolen, die früher nur in okkulten Kreisen bekannt waren. Du bekommst damit Zugang zu den Urkräften deiner Seele, die dir durch Bilder den Zustand deiner Elemente liebevoll darstellt. Du kannst deren Ungleichgewichte und Blockaden erkennen und damit auflösen. Die Energien, symbolisiert durch diese fünf Elemente, können wieder frei fließen, und so kannst du dein Leben neu gestalten. Dies ist ein Bewußtwerdungs- und Heilsweg, der sehr viel Freude macht und den du unter entsprechender Anleitung auch allein durchführen kannst.

Aromatherapie. Dies ist eine wundervolle Wanderung in das Reich der Düfte. Hierbei wird dein Herz berührt von den Seelen der Pflanzen, und du siehst die Welt plötzlich mit anderen Augen. Es öffnen sich geheime Türen in deinem Inneren, und du findest dort die reichsten Schätze. In der psychologischen Aromatherapie werden Essenzen von ätherischen Ölen eingesetzt, um tiefsitzende seelische Blockaden auf sanfte Art zu lösen. Die Verwendung dieser Duftstoffe unterstützt unsere übrigen Therapieverfahren in besonders angenehmer Weise.

Touch for Health/Kinesiologie. Gesund durch Berühren ist eine ganzheitliche Methode, um das Gleichgewicht in der Einheit Körper, Seele und Geist zu fördern. Sie ist eine Synthese aus überlieferter östlicher Heilkunst und moderner Medizin. Dabei wird die Akupunktur mit Erkenntnissen der Chiropraktik verbunden. Die Muskeln deines Körpers wissen, was in dir zur Zeit aktuell ist, und sie geben Auskunft darüber, welche Blockaden in deinem Energiesystem bestehen. Mit verschiedenen Techniken wird der Fluß der Energie wieder angeregt und emotionale Blockaden gelöst. Dies ist sofort an einer Stärkung des entsprechenden Muskels nachprüfbar. Mit Affirmationen, die genau zu den Problemstellungen passen und die zusammen mit dir über den Muskeltest erarbeitet werden, wird dieser Prozeß nachhaltig unterstützt.

Klärung von karmischen Prägungen und Fremdenergien. Du erlernst im Laufe deiner Entwicklung ein Denken, Handeln und Fühlen aufgrund von Erfahrungen, die du in diesem oder in vergangenen Leben hattest. Es kann auch durchaus sein, daß du die Schwingungen anderer Wesen zu deinen eigenen machst. Die meisten Menschen bestehen aus der Summe der Erfahrungen ihrer Vergangenheit. Diese Art des Lebens ist sehr beschränkend, da sie nur mühsam Raum für Neues zuläßt. Bei dieser Arbeit kannst du dich von alten Gedankenmustern und Vorstellungen befreien, die dich in deiner Sichtweise und deiner Erlebnisfähigkeit einengen. »Karma« kann in jedem Augenblick deines jetzigen Lebens aufgelöst werden. Fremdenergien kannst du jederzeit loslassen, wenn du bereit bist, auch für diesen Anteil deiner Persönlichkeit Verantwortung zu übernehmen.

PSYCHOLOGISCHE TAROT-BERATUNG. Da alles in deinem Leben ein Symbol ist, bist du nicht zufällig an einem bestimmten Tag geboren und trägst auch nicht zufällig deinen Namen. Beides kann dir die Qualitäten deines Lebens bewußt machen. Anhand der Buchstaben des Namens und der Zahlen deines Geburtsdatums werden mit Hilfe der Kabbala individuelle Persönlichkeits-Karten aus den 22 großen Geheimnissen des Tarot-Decks errechnet. In einem persönlichen Gespräch werden diese gemeinsam mit dir erarbeitet. So werden die Qualitäten deiner individuellen Karten mit Leben erfüllt. Du erkennst die Hintergründe für viele deiner Muster, nach denen du handelst, denkst und fühlst, und bekommst Möglichkeiten angeboten, diese Symbole erlöst auf einer anderen Ebene zu leben. Auf momentan anstehende Probleme oder Fragen kann dabei in einer aktuellen Auslegung zusätzlich eingegangen werden.

DARMBAD. Hierbei wird dein Entschlackungsprozeß auf der körperlichen Ebene unterstützt. Warmes und kaltes Wasser fließt über ein Plastikröhrchen in deinen Enddarm, dabei liegst du entspannt auf dem Rücken. Durch eine leichte Massage kann der Therapeut das Wasser in deinem Dickdarm zu den Problemzonen führen, um die Entschlackung zu forcieren. Auch durch Zugabe von Sauerstoff wird die Reinigung intensiv unterstützt. Die Schlacken, auch uralte Kotballen werden gelöst und herausgespült. Dein Darm kann nun wieder »frei atmen«, sich regenerieren und aus eigener Kraft seine Arbeit durchführen. Ein chinesisches Sprichwort sagt: »Der Tod sitzt im Darm.« Mit dem Darmbad hast du eine Möglichkeit, ihm ein Schnippchen zu schlagen.

# Fastenbrechen und Aufbauzeit

Nun ist es soweit, du gehst wieder daran, Nahrung zu dir zu nehmen. Du hast einen großen Prozeß in Gang gesetzt, und nun entscheidet es sich, ob du damit nur ein Strohfeuer entzündet hast oder ob nun in dir ein dauerhaftes inneres Feuer brennt, das dich auch in Zukunft wärmen wird.

Es gibt einen Spruch, der dies ausgezeichnet ausdrückt: Jeder Dumme kann Fasten, aber nur ein Weiser kann Fastenbrechen. Darin steckt sehr viel Wahrheit. Wir gehen sogar noch weiter. Wir sehen die Bedeutung des Fastens nicht nur als Reinigung oder Gewichtsabnahme, aber auch das Essen nicht nur als ein Sattwerden. Beides ist ein Symbol, und es gilt, den Sinn dieser beiden Pole zu erfassen, damit du sie erlösen kannst. Damit wird Fasten und Essen zum *Erfahrungs- und Erkenntnisweg* in einem.

## Länge der Aufbauzeit

Hier kannst du in der Regel davon ausgehen, daß du etwa die Hälfte der Zeit, die du gefastet hast, als Aufbauzeit rechnen solltest. Bei sechs Tagen Fasten also drei Tage Aufbauzeit. Aber wenn du danach wieder gedankenlos in deinen gewohnten Alltag gehst, war das Fasten nur ein Strohfeuer. Du hast die Chance, dir bewußt zu werden, was du ißt. Genauso, wie du bewußt gefastet hast. Es gibt eine Regel, die besagt, daß du mindestens drei Monate etwas durchführen solltest, bis du sicher sein kannst, daß du es integriert hast. Wir möchten dir eine noch einfachere Regel vorschlagen, führe es immer durch! Beginne jetzt und mache es immer gerade im Jetzt. Dann spielt die Zeit keine Rolle mehr.

## Neubeginn

Wenn du Gold in deinen Händen haben möchtest, dann mußt du vorher deine Steine loslassen, ansonsten ist in deinen Händen kein Platz für Gold, kein Raum für das Neue. Und jetzt hast du die Möglichkeit für einen Neubeginn. Im Tarot symbolisiert die erste Karte, »Der Magier«, diesen Neubeginn des kosmischen Spiels. Du bist damit am Anfang eines Weges, du hast dein Ziel noch nicht erreicht. Es sei denn, du siehst deinen Weg als Ziel.

*Neubeginn in der Ernährung:* Zu welcher Ernährungsweise hast du dich entschieden? Jetzt kannst du damit beginnen. Im zweiten Teil dieses Buches erfährst du mehr über verschiedene Kostformen; du mußt dich entscheiden, was du in Zukunft zu dir nimmst, und du allein trägst dafür die Verantwortung. Wenn du dir unsicher bist, dann beginne, mit einer Ernährungsform deine Erfahrungen zu machen, und informiere dich weiter. Höre immer mehr auf deinen Körper. Wie verträgst du das Essen? Wirst du müde, bekommst du Blähungen? Welche Stimmung hast du? Und vieles mehr. Du bist bei deiner Informationssuche also nicht nur auf die sogenannte objektive Information von außen angewiesen, denn auch diese ist immer subjektiv. Du hast dich zu deinem individuellen Heilsweg entschlossen, das beinhaltet, daß du deine eigenen subjektiven Erfahrungen machen wirst. Damit meinen wir aber nicht, daß du gleich wieder bei den ersten unangenehmen Reaktionen alles verwirfst, wenn du dich auf die Obstkost oder eine andere Form von Rohkost einläßt. Registriere erst das, was dir dein Körper sagt, mache deine Erfahrungen eine Zeitlang und beobachte die Veränderung, dann kannst du erst eine Aussage treffen. Ein voreiliger Schluß resultiert vielleicht aus deinem alten Weltbild und würde dich nur davon abhalten, etwas Neues aufzunehmen.

*Neubeginn in anderen Bereichen deines Lebens:* Es wäre wundervoll, wenn du auch hierzu noch bereit wärst. Denn dein Weg muß natürlich nicht nur Fasten und Essen heißen. Deine Erkenntnisse wollen in der Materie gelebt werden. Wie sieht es mit deinen Süchten aus? Wieviel Zeit nimmst du dir nun für dich selbst? Welche von den Dingen, die du in der Fastenzeit begonnen hast – Übungen oder Tagebuch schreiben – willst du nun weiterführen? All das sind Fragen, die jetzt beantwortet werden wollen, damit du wirklich einen Neubeginn vollziehst.

## Traditionelles Fastenbrechen

In vielen Fastenkursen wird mit einem vollreifen Apfel das Fasten gebrochen, dies ist die erste Mahlzeit, die du am Morgen des ersten Aufbautages bekommst. Ein ganzer Apfel! Wenn du noch nicht gefastet hast, dann kannst du dir kaum vorstellen, wieviel das ist. Wir haben es in einem Fastenkurs, den wir in Mannheim abhielten, den Teilnehmern selbst überlassen, sich einen Apfel für das Fastenbrechen zu besorgen. Eine Frau, die sich die ganze Zeit schon auf das Fastenbrechen gefreut hatte, besorgte sich einen großen Apfel. Den konnte sie gerade mit zwei Händen umfassen. Sie wollte das Fastenbrechen so richtig genießen. Endlich wieder essen! Sie war froh, daß sie den Apfel mit einer anderen Frau teilen konnte, denn sie bekam nicht einmal die Hälfte davon hinunter. Es war das erste Mal, daß sie fastete, und sie konnte sich diese Umstellung auch nicht vorstellen. Sie hatte eine wertvolle Erfahrung gemacht. Es besteht im Grunde keine feste Regel, wie du dein Fasten brichst, du kannst genauso eine Südfrucht nehmen, eine Apfelsine oder ein anderes süßsaures Obst. Hier kannst du deine Intuition, die sich verstärkt oder entwickelt hat, das erste Mal testen. Spüre in dich hinein. Was möchtest du zum Fastenbrechen nehmen? Wenn du eine Obstart gefunden hast, die dich besonders anspricht, dann ist sie für dich jetzt die richtige. Die Menge sollte einem mittelgroßen Apfel entsprechen.

Solltest du jedoch Appetit auf Pizza, Schnitzel mit pommes frites oder dergleichen haben, dann warte mit der Erfüllung dieser Gelüste noch eine Zeitlang. Dein Verdauungssystem würde sonst sehr ungnädig reagieren. Wir empfehlen dir mindestens noch zwei Wochen Rohkost.

## Fastenbrechen – ein Fest, ein Ritual

Im Grunde kannst du aus all deinen Tätigkeiten, aus deinem Leben, ein Fest, ein Ritual gestalten. Mit dem Essen kannst du nun beginnen. Rituale werden mit voller Bewußtheit durchgeführt.

*Konzentration auf das Essen:* Bereite dir eine Festtafel mit Kerzen, Tischdecke, Blumen und dem Obst deiner Wahl und setze dich festlich gekleidet an den Tisch. Sei ganz bewußt bei jedem Handgriff. Wenn du vor dem Fasten die Angewohnheit hattest, beim Essen zu lesen oder fernzusehen, dann spüre nun diesen Unterschied. Sei ganz im Hier und Jetzt bei deinem Fastenbrechen. So kannst du auch in Zukunft deine Mahlzeiten gestalten. Nimm bewußt Kontakt mit deinem Essen auf.

*Meditation:* Vielleicht kennst du aus deinem Elternhaus die Tradition, daß vor dem Essen gebetet wurde. Das hatte natürlich einen Sinn, wenn dieser auch immer mehr verlorenging. Vor dem Essen zu meditieren, sich ganz auf den Augenblick einzustimmen, ist wie ein Gebet. Damit stimmst du dich auf eine Ebene ein, auf der du dich dann mit deiner Nahrung verbinden kannst. Stelle dir einmal vor, dieses »Fremde«, das jetzt noch vor dir liegt, ist in Kürze ein Teil von dir.

*Kauen:* Ein wichtiger Faktor des Essens ist das Kauen. Jetzt, bei deinen ersten Bissen kannst du entscheiden, ob du deine Kaugewohnheiten verändern willst. Bewußtes Kauen zeigt, ob du bereit bist, dich mit Problemen auseinanderzusetzen. Es zeigt dir auf der symbolischen Ebene, wie du dich durchbeißen kannst. Oft mögen alte Menschen, kleine Kinder, aber auch viele Menschen in den Altersstufen dazwischen, den Brei, den Pudding, weiche Nahrung, die nicht gekaut werden muß. Viele Menschen lieben es, zum Essen etwas zu trinken, so rutscht auch Halbgekautes besser. Die Erfahrung zeigt aber, daß all dies weniger gut verdaut wird.

*Genießen:* Genießen ist ein Schlagwort in der heutigen Zeit geworden. Man spricht beim Alkohol, bei Zigaretten, beim Kaffee und bei vielen anderen Gelegenheiten vom Genuß des Lebens. Viele von diesen Dingen wurden von der Industrie extra für die Genießer geschaffen. Auch Drogen gaukeln Genuß vor. In Restaurants und zu Hause am Herd werden für die Genießer die »Lebensmittel« totgekocht, Hauptsache, die Speisen riechen gut! Wenn der Geschmack darunter leidet, kannst du ja mit ein paar Gewürzen retten, was noch zu retten ist. Ist das alles Genuß?

Keine Angst, wir wollen dir nicht das Genießen verleiden. Wir halten den Genuß für einen wichtigen Lebensfaktor, vielleicht für einen der wichtigsten überhaupt. Doch all die Dinge, die wir oben genannt haben, sind nur Ersatzmittel für den wahren Genuß, den die meisten Menschen nicht mehr kennen. Wir möchten dich dazu einladen, auf deinem Weg wieder genießen zu lernen. Dein Essen, deine Arbeit, deine Freizeit, im Grunde jeden Augenblick deines Lebens.

Freude und Genuß am Essen ist möglich, gerade dann, wenn du sehr einfach ißt. Wenn du deine Sinne sensibilisiert hast, kann es geradezu ein Gaumenschmaus sein. Du brauchst kein kompliziertes Menü mit vielen Gängen zu kochen, um zwischenmenschliche Beziehungen aufzubauen oder zu pflegen. Du kannst dies auch bei einfacher Nahrung.

Beim Fastenbrechen kannst du damit beginnen, dich auf einen wahren Genuß einzustimmen. Ein Apfel, eine Orange oder sonst ein Stück Obst können eine wahre Geschmacksexplosion auf deinem Gaumen hervorrufen.

## Deine neue Essensordnung

Du wirst jetzt sicher wissen wollen, was, wieviel und wie oft du essen darfst. Wir wollen hier nur einige Richtwerte geben, denn es gilt für dich ja, deine eigene Essensordnung herauszufinden. Dies kannst du aber nur, wenn wir dich anleiten, selbst zu entscheiden, nicht, wenn wir dir fertige Rezepte bieten.

*1. Tag:* Morgens Fastenbrechen, Abends eine Obst- oder Gemüsemahlzeit (roh, unangemacht), jeweils nur mit einer Art Gemüse oder Obst. Steigere die Menge langsam. Iß lieber etwas zu wenig als zuviel. Über den restlichen Tag weiter Wasser und Säfte trinken. Wir empfehlen dir grundsätzlich, niemals Essen und Getränke gleichzeitig einzunehmen, sondern immer nur eines von beidem.

*2. Tag:* Drei Mahlzeiten, morgens eine saure Frucht, mittags und abends eine Gemüse- oder Fruchtart nach deiner Wahl. Dazwischen viel trinken.

Ab dem *3. Tag* kannst du deine Mahlzeiten entweder in der Menge steigern oder in der Häufigkeit. Iß mehrmals am Tag, wenn du dazu das Bedürfnis hast.

In der Zeit des Aufbaus raten wir dir, dich nur von roher, unzerstörter, unverfälschter Nahrung zu ernähren. Wir haben diesen Grundsatz für unser ganzes Leben eingeführt, das heißt wir essen nur noch Rohkost und fühlen uns wohl dabei wie noch nie und genießen.

## Disziplin, die zur Freiheit führt

Gleichgültig, welche Nahrung du wählst, die einer natürlichen Ordnung entspricht, meist gehört auch Disziplin dazu. Insbesondere nach dem Fasten brauchst du Disziplin, wenn du wirklich etwas Neues beginnen willst. Hast du eine Übergangskost gefunden, die dir entspricht, dann bleibe so lange dabei, bis du dich für Rohkost entscheiden kannst. Solltest du Gelüste empfinden, können wir dir nur empfehlen, dir diese anzuschauen und das geistige Prinzip zu erlösen, ansonsten wird dich die Sucht vielleicht ein Leben lang begleiten. Egal, zu welcher Form der Ernährung du dich entscheidest, sei dir der Konsequenzen bewußt und akzeptiere sie.

Viele Verführungen werden dir nun begegnen – auf Familienfesten, Parties, allen großen kirchlichen Festen, Geburtstagen, Beerdigungen, Hochzeiten. Die Glimmstengel, der Alkohol, süße Kuchen und Torten, Kaffee und vieles mehr werden dich vielleicht verlockend anlachen. Vermeide gerade in der Aufbauzeit die Gelegenheiten, die dich in Versuchung führen können.

## Darmentleerung

Wenn du dich konsequent mit Rohkost ernährst, wird dein Darm sehr schnell bereit sein, von selbst wieder loszulassen. Du kannst bei Bedarf jedoch mit natürlichen Mitteln nachhelfen, frisch gepreßten Säften, eingeweichten Trockenpflaumen und eventuell mit einem kleinen Einlauf. Weiterhin genügend trinken unterstützt ebenfalls die Arbeit deines Darms.

## Letzte Gedanken zum Fastenbrechen

Mit dem bewußten Aufnehmen des Essens stellt sich dein Körper wieder auf äußere Versorgung um. Damit meldet sich auch wieder dein Hungergefühl, der Drang, etwas aufzunehmen.

Es gibt ein chinesisches Sprichwort, das besagt, daß nur ein Viertel der Nahrung, die der Mensch zu sich nimmt, für den Körper, und daß drei Viertel davon für den Arzt bestimmt sind. Denn diese drei Viertel sind das, was wir Menschen zuviel zu uns nehmen. Es ist der Anteil, der sich irgendwo im Körper ablagert, und wir brauchen dann den Heilkundigen, damit er dies wieder »repariert«.

Lasse also zu Beginn lieber ein Hungergefühl zu, als dich unbedingt darauf einzulassen, immer völlig satt vom Tisch aufzustehen. Das, was der Mensch in der Regel als satt bezeichnet, ist schon ein Zuviel. Diese Zeilen gelten auch für andere Bereiche deines Lebens. Übermäßiges Konsumieren von äußeren Eindrükken kann dir die feinen Kanäle der Wahrnehmung, die durch das Fasten geöffnet wurden, schnell wieder zuschütten.

# Fasten/Essen und Sexualität

## Sexualität, ein Spiegel unserer Lebensenergie

Zu Beginn des Buches, in dem Abschnitt »Die Polarität Fasten und Essen«, haben wir die ersten beiden hermetischen Gesetze angeführt. Wir möchten hier auf das erste dieser Gesetze zurückgreifen: »Wie oben, so unten. Alles, was unten ist, hat seine Entsprechung im Oben.« Dies wird häufig auch als das »Analogiegesetz« bezeichnet.

Was ist nun eine Analogie? Das heißt: Entsprechung, Ähnlichkeit, Gleichheit von Verhältnissen, aber auch Anwendung eines für einen bestimmten Tatbestand erlassenen Gesetzes auf einen anderen, ähnlichen Tatbestand. Du kannst dieses Wort aber noch aus einem anderen Blickwinkel betrachten: Es gibt den Begriff »logisch«, damit ist etwas Folgerichtiges ausgedrückt. Logisches Denken entsteht immer aus einem Punkt und entwickelt sich ständig nach dem Prinzip der Ursache und Wirkung. Es ist eine Verkettung von Ereignissen, bei der das eine das andere bedingt. Beim analogen Denken ist der Ansatz ein anderer. Dabei gibt es unendlich viele Ebenen, die miteinander vernetzt sind. Auf jeder Ebene gibt es eine Entsprechung für ein bestimmtes Prinzip.

Wir haben schon häufiger von der Lebensenergie gesprochen und von der Art, wie du selbst verhinderst, daß sie voll in deinen Körper einfließt. Deine Entscheidung wirkt sich auf vielen Ebenen aus, in deinem Denken, in deinen Gefühlen, in deinem Körper, in deinen Lebenssituationen, in allem, was dir in deinem Innen und in deinem Außen begegnet. Du hast in deinem Leben immer die Freiheit, dich zu entscheiden, auf welcher Ebene du ein bestimmtes Prinzip ausleben möchtest. Diese Freiheit wird in den meisten Fällen nur unbewußt gelebt. Auf der bewußten Ebene empfinden sich die meisten Menschen nicht so frei. Wir bieten dir in diesem Buch Möglichkeiten an, wie du, wenn du dich angesprochen fühlst, Bewußtheit in dein Leben integrieren kannst. So würdest du dich immer mehr auf deinem Weg zu deiner inneren Freiheit bewegen.

Auch die Sexualität ist eine Möglichkeit, dir auf einer bestimmten Ebene zu zeigen, wie du deine Lebensenergie nutzt. Es geht hier nicht um eine Beurteilung, sondern nur um das Erkennen. Hast du etwas erkannt, kannst du dich auch entscheiden, ob du etwas ändern willst.

Dic Art, wie du deine Sexualität lebst, zeigt dir ebenso die Probleme und Blockaden, wie du sie auch in deinem übrigen Leben finden kannst. Sie wird vom Nierenmeridian bestimmt, der für deine Lebenskraft zuständig ist. Du kannst im Umkehrschluß sagen, daß die Probleme, die sich bei einem Paar in der Sexualität bemerkbar machen, gleichzeitig aufzeigen, welche Probleme dieses Paar als Lernaufgabe miteinander hat. Die Art, wie du Ekstase in der Sexualität leben kannst, spiegelt, wie sehr du Ekstase auch allgemein in deinem Leben bereit bist zuzulassen.

Hierbei geht es nicht um die Häufigkeit der Orgasmen, denn die Quantität der Vereinigungen mit Partnern kann durchaus eine Ersatzbefriedigung für die Qualität sein. Ekstase meint Verzückung, beschreibt einen Zustand höchsten Lebensgefühls. Dies sind keine vorübergehenden euphorischen Verliebtheiten, in die du dich fallen läßt, sondern dies ist das Geschenk der bedingungslosen Liebe.

## Veränderungen, die durch Fasten und Essen auftreten

Dein ganzes Leben besteht darin, dir deiner Bedürfnisse bewußt zu werden und dir diese zu erfüllen, und du entscheidest, auf welcher Ebene das geschieht. Auch hier kannst du wieder Analogien aufstellen und Entsprechungen finden.

Fasten, Essen und Sexualität sind eng mit dieser Bedürfniserfüllung verbunden. Wenn du beim Fasten und beim Essen Änderungen in dein Leben integrierst, bringst du auch unwillkürlich Bewegung in deine Sexualität, aber auch in alle anderen Bereiche deines Lebens. Bewußtes Fasten und Essen werden sich »normalisierend« auf deine Sexualität auswirken. Wie du beim Fasten und Essen die Sucht- und Reizstoffe wegläßt und deine Genußfähigkeit immer natürlicher und unverfälschter wird, so wirst du auch in deiner Sexualität zu deiner Ursprünglichkeit zurückfinden. Wir können dir natürlich nicht sagen, wie sich diese Ursprünglichkeit bei dir ausdrückt. Dies kannst nur du selbst entdecken, wenn du dich diesem Wunder hingibst. Erfahrungsgemäß ist es jedoch so, daß sich ein zu starkes, aber auch ein zu schwaches sexuelles Bedürfnis harmonisieren wird.

Durch das bewußte Fasten wirst du diesen Prozeß schneller in Gang bringen, bei der Ernährungsumstellung ist es möglich, daß es langsamer geht. Hier kommt es selbstverständlich auch darauf an, wie sehr du dich mit einer wahren Nahrung anfreunden kannst oder welche Kompromisse du für dich wählst.

Wir haben dir bereits davon berichtet, daß sich nicht nur materielle Schlacken in deinem Körper ablagern, sondern auch deine Gefühle und Gedanken damit verbunden sind. Bringst du nun durch Fasten und Essen Bewegung in deine Ablagerungen, so aktivierst du damit auch dein Gefühls- und Gedankenmuster, die du bisher so energieraubend unbewußt in deinem Körper deponiert hattest. Wir schreiben dies nicht, um dich abzuschrecken, ganz im Gegenteil. Wenn du dich davon abhalten läßt, dich kennenzulernen, würdest du ohne Zweifel auf sehr viel Lebendigkeit verzichten.

Du hast so die Möglichkeit, auch deine Beziehung wieder intensiver zu gestalten, sofern du und dein Partner bereit seid, dies gemeinsam zuzulassen. Es kann aber auch durchaus sein, daß du eine Partnerschaft auflöst, an der du schon viel zu lange gehaftet hast und durch die du dich in deiner Lebendigkeit blockierst. Du kannst durch eine Trennung in der Regel zwar nicht dein Beziehungsproblem lösen, du öffnest dich aber für die Möglichkeit, einen Partner zu treffen, der bereit ist, mit dir gemeinsam zu wachsen.

Wir haben in unserer Arbeit oft die Erfahrung gemacht, daß Menschen, die eine solche Trennung wählten, um sich den Problemen zu entziehen, meist die gleiche Situation in einer neuen Partnerschaft nur noch verschärfter erlebt. Dies ist wieder einmal eine Bestätigung dafür, daß sich deine Seele danach sehnt, dir etwas bewußt zu machen.

## Sensibilisierung und Erlebnisfähigkeit

Durch Bewußtheit beim Fasten und Essen sensibilisierst du dich auf allen Ebenen, also wirst du auch in der Sexualität sensibler. Deine Erlebnisfähigkeit ändert sich. Du öffnest dich immer mehr für die Schönheit des Lebens. Deine Sinneseindrücke und deine Wahrnehmungsfähigkeit werden intensiver. Auf diesem Weg bekommst du ein ganz anderes Körpergefühl, weil du dich intensiv mit dir selbst beschäftigst und so immer sensibler für dich und andere wirst.

Dein Lust- und dein Angstzentrum liegen in deinem Gehirn sehr nah beieinander. So ist es auch nicht verwunderlich, daß Angst meist Lust unterdrückt. Du kannst durch die Sensibilisierung, die du durch deine Beschäftigung mit dem Fasten und Essen erlangst, auch die Fähigkeit, Lust zu empfinden, steigern. Angst macht eng, Lust, die dich zur Ekstase führt, weitet dich aus. Damit hat deine Angst keine Chance mehr, sie löst sich auf. Es liegt nur an dir allein, ob du solche Augenblicke nur kurz erleben willst – in der Sexualität wie in deinem Leben –, oder ob du den Weg der immerwährenden Freude und Liebe wählst.

Auf deinem Erfahrungsweg kann es aber durchaus sein, daß du zwischen Angst und Lust oder Ekstase immer wieder hin und her pendelst. Kaum hast du etwas zugelassen, das dich ausweitet, kommst du an eine neue Grenze. Diese Angst, die nun in dir wieder hochsteigt, kann dich dazu bringen, Nahrungsmittel zu dir zu nehmen, die dich blockieren und die deine Grenze wieder manifestieren. Nimm es mit Humor, wenn du das erkennst. Das Leben ist ein Spiel, und je schneller du dich für diesen Gedanken öffnen kannst, desto weniger schmerzlich werden deine Erfahrungen sein.

Unsere Lebensenergie fordert ein hohes Maß an Reinheit und Klarheit, damit sie fließen kann. Da wir Menschen aus Angst jedoch meist nicht bereit sind, uns diesem Prozeß der Reinigung hinzugeben, machen wir lieber dicht, wir verschließen uns vor ihr. Wir übersehen jedoch, daß das Geburtsrecht, das jeder Mensch hat, nämlich das freie Fließen der Energie, auch gleichzeitig eine Verpflichtung zur Klarheit ist. Wir können uns der Energie zwar widersetzen, bauen uns dadurch jedoch inneren und äußeren Druck auf. Der Druck führt im Laufe der Zeit, wenn auch passiv, ebenfalls zu Reinheit und Klarheit. Das symbolisiert sehr schön die Entstehung eines Kristalls. Enormem Druck und hoher Wärme ausgesetzt, fern vom Licht in den tiefen Schichten der Erde, ist das Ergebnis nach langer Zeit ein klarer, reiner Edelstein. Wir haben diese Art von Reinheit und Klarheit bereits als das erlöste Saturnprinzip beschrieben. Es wird als Leid empfunden, wenn es nicht freiwillig geschieht. Du kannst dir die Disziplin auch selbst auferlegen, um bewußt Reinheit und Klarheit in deinem Leben zu erreichen.

## Tantra

Häufig wirst du die Meinung bei Menschen finden, daß Tantra ein Weg ist, der es dir ermöglicht, deine Sexualität intensiver zu empfinden und zu genießen. Aber das ist nur ein kleiner Teil von dem, was du durch Tantra erreichen kannst. Du kannst an deiner Einstellung zur Sexualität erkennen, inwieweit du den tantrischen Gedanken in deinem Leben integriert hast. Es zeigt dir auf, wo du gerade stehst.

Tantra ist eine Geheimlehre und umfaßt viele Übungen, die du mit Disziplin und Freude angehen solltest: Atemübungen, Körperübungen, Sensibilitätsübungen, Meditation. Tantra bietet auch

Ratschläge für die Ernährung an. Es geht beim Tantra immer auch um eine Reinigung deines Körpers und deines Bewußtseins. So wie Fasten und Essen von harmonischer Nahrung auf Dauer nicht mit Genußgiften übereinstimmen, wird dir Tantra in deinem Leben nicht die ganze Fülle zeigen, wenn du auf deine geliebten Zigaretten, deinen Alkohol und minderwertiges Essen nicht verzichten willst.

Wir Menschen schwingen zwischen den Polen »Jagd nach Orgasmen« auf der einen Seite und »dem kosmischen Orgasmus« auf der anderen Seite. Im ersteren Fall sehnst du dich ständig nach der Vereinigung, im letzteren hast du diese Vereinigung in dir vollzogen, und die Lebensenergie hat wieder die Möglichkeit, frei in deinen Körper einzufließen. Wir können dadurch wieder wie Götter werden. Schon Goethe sagte: »Nehmt den Menschen die Angst, und sie werden sein wie Götter.« Im Grunde ist es so, daß wir alle Götter sind, daß wir uns nur weigern, dies auch in unserem Leben auszudrücken. Wir haben es vergessen, und unsere einzige Lebensaufgabe besteht darin, diese Wahrheit wieder in uns zu entdecken.

## Das Venusprinzip

Die Venus ist der strahlendste Planet am Himmelsgewölbe. Durch ihren hellen Glanz symbolisiert sie die Schönheit, die Harmonie, das Gefühlvolle, die Freude, die Lebensbejahung, das Genießerische, das Sinnliche und die Ästhetik. Allein durch diese Beschreibung kannst du schon erkennen, wie sehr dieses Prinzip mit bewußter Sexualität übereinstimmt. Was ist unser Leben ohne diese Aspekte? Wäre es lebenswert? Was sind auch Fasten und Essen ohne die venusischen Merkmale? Wir möchten dir hier kein weltfremdes, grundsätzlich nur auf Verzicht eingestelltes System vorschlagen, mit dem du dich von deiner Außenwelt immer mehr abtrennst – ganz im Gegenteil möchten wir dich zum wahren Genießen anregen. Die Venus stellt auch das ausgleichende Prinzip dar. Sie neigt immer dazu, Gegensätze miteinander zu vereinen. Venus möchte Krieg und Frieden, männlich und weiblich, Liebe und Haß, Häßlichkeit und Schönheit und vieles mehr zum Ausgleich bringen und zu einer Harmonie führen, die dauerhaft ist. Ihr Wesen ist auf das Fühlen ausgerichtet, dies zeigt schon der Mythos über ihre Entstehung als Schaumgeborene aus dem Meer. Sie ist aus dem Wasser entstanden, und dies ist Symbol für alles Weibliche, Aufnehmende und Empfangende.

Es liegt an dir, auf welcher Ebene du dieses Prinzip, das auch in dir wirkt, ausleben willst – in der Betäubung deiner Sinne, in Eifersüchteleien, Willensschwachheit und in ungezügelten Ausschweifungen beim Essen und in der Sexualität oder durch eine Hingabefähigkeit, durch Opferbereitschaft, bewußtes Fasten und Essen und daraus entstehender größerer Sensibilität, die dich zu deinem innersten wahren Sein führt. So hast du die Möglichkeit, dich jetzt, in diesem Augenblick, in dem du diese Zeilen liest, zu entscheiden, dein Leid loszulassen und zu beginnen, Seligkeit und Ekstase in dein Leben eintreten zu lassen.

# Das Prinzip des Essens

Gott schuf den ersten Menschen und den Garten Eden, den er ihm zum Geschenk machte. Er formte für ihn die Tiere und ließ sie von ihm benennen. Danach versetzte er den ersten Menschen in einen Tiefschlaf und formte von einer seiner Rippen ein Gegenstück für ihn. Nun waren sie zu zweit, liefen nackt umher und erkannten dies nicht. Sie lebten im Paradiesgarten und waren versorgt, ohne daß sie sich um etwas kümmern mußten. Sie waren genauso versorgt wie alle anderen Lebewesen in diesem Garten, aber sie waren auch genauso unbewußt.

Damit die Menschen die Möglichkeit hatten, bewußt zu werden, machte Gott sie auf einen Baum in der Mitte des Paradieses aufmerksam, und damit er sie richtig neugierig machen konnte, verbot er ihnen, die Früchte dieses Baumes zu essen. Er sagte ihnen auch noch, daß dies der Baum der Erkenntnis sei. Du kannst dir sicher vorstellen, wie begehrenswert die Früchte für die beiden nun waren. Die Schlange brauchte sicher nicht viel Überredungskunst, um die Menschen zu verführen. Gott erwies damit den Menschen die Gnade, sich über den Weg der Erkenntnis bewußt zu werden, aber er ließ ihnen auch gleichzeitig die Freiheit, diese Chance nicht zu nutzen.

Wie du weißt, aßen die Menschen von dem Baum, erkannten, daß sie nackt waren, wurden aus dem Paradies verwiesen und begannen ihren Weg der Bewußtwerdung. Ein anderes Wort für diese Bewußtwerdung ist Entwicklung. Aber um sich entwickeln zu können, mußten sich die Menschen erst verwickeln. Wenn du dich in der Welt umschaust, kannst du entdecken, daß die Verwicklung der Menschheit bis zum heutigen Tag andauert.

Die aus dem Paradies vertriebenen Menschen waren darauf angewiesen, für sich und ihre Nahrung selbst zu sorgen. Sie verloren immer mehr den Zugang zu ihrem Urwissen. Da sie glaubten, alles besser zu wissen, mußten sie ihre Erfahrungen machen und diese waren häufig schmerzlich. Aus dem ursprünglich geplanten Erkenntnisweg wurde ein Leidensweg. Schau dir an, wieviel Krankheit und Leid allein durch die Wahl der Nahrung entsteht, die wir zu uns nehmen.

Wir haben versucht, dir zu erklären, daß wir im Grunde die Anlage in uns haben, über das Chakren- und Meridiansystem, ohne äußere Nahrung zu leben. Die universale Lebensenergie würde uns ausreichend versorgen. Diese Lebenskraft ist die reine Liebe, ist das göttliche Prinzip, ist der Garten Eden. Auf dem Weg der Erkenntnis, dem Weg der Verwicklung, begannen wir, uns immer mehr an die Materie zu binden, und ohne daß wir es merkten, kamen wir in starke Abhängigkeit von der Materie. Diese Abhängigkeit ist auch sichtbar in der starken Bindung der meisten Menschen an ihre Mutter. Du kannst das auch daran erkennen, daß das Stammwort für Materie und für Mutter das lateinische Wort mater ist.

Schon im Mutterleib bist du total abhängig von dem Wesen, das dich austrägt und dir die Chance gibt, zu reifen. Du wirst von deiner Mutter mit Nahrung versorgt, und du gibst auch alle Stoffwechselprodukte an die Mutter ab. Sie übernimmt die Reinigung. Du bist noch in deinem Paradies. Kaum geboren, wartest du auf die Brust, es ist ja so schön, versorgt zu sein. Die Mutter gibt dir Geborgenheit, sie gibt dir Liebe. Sie nährt dich auf vielen Ebenen. Mit der Muttermilch übernimmst du aber auch vieles andere, zum Beispiel das Weltbild deiner Mutter. Solange du dieses voll lebst, so lange fühlst du dich eins mit deiner Mutter. Auch hier entscheidest du dich eines Tages, dich als eigenständiges Wesen zu empfinden, das nicht mehr eins ist mit seiner Mutter. Unwillkürlich versuchst du aber immer, diesen Einheitszustand mit deiner Mutter wieder zu erreichen. Du möchtest genährt werden und dich nicht damit belasten, dir über deine Nahrung Gedanken zu machen.

Es geht dir darum, immer genügend zu essen zu haben. Dieses Essen sollte dazu noch abwechslungsreich sein und nicht langweilig und eintönig. Du möchtest nicht das Gefühl haben, auf etwas verzichten zu müssen. So wird Essen mit der Zeit immer »raffinierter«. Wenn dir die Bedeutung dieses Wortes bewußt wird, erkennt du, wie arm dein Essen in Wirklichkeit geworden ist. Raffinierter Zucker etwa ist isolierter Zucker, der aus dem Naturprodukt herausgelöst wurde und nun keine Vitalstoffe mehr enthält.

Es gibt das lateinische Verb »esse«, und es bedeutet »sein«. Wir haben im Fastenteil auch über die Essener gesprochen, eine Sekte, die zu Zeiten Jesu existiert hat, und vieles spricht dafür, daß diese Menschen das Wesenhafte in den Lehren Jesu besser verstanden als viele andere Christen. Es gibt auch noch den Begriff Essenz, das Wesen, der Geist einer »Sache« und das Essentielle, das Wesentliche, Lebensnotwendige. All diese Worte haben sehr viel Ähnlichkeit mit dem Begriff »Essen«, den wir für das Vereinnahmen von Speisen verwenden. Doch erkennen wir Menschen noch das Wesentliche beim Essen, und ist in unserem Essen noch das Wesentliche vorhanden?

Es ist bemerkenswert, daß der Begriff essentiell auch in der Medizin und in der Ernährungswissenschaft verwendet wird. In der Medizin versteht man darunter »Krankheiten«, die keine erkennbare Ursache haben, oder genauer ausgedrückt, bei denen die Mediziner die Ursache, das Wesen nicht erkennen! In der Ernährungswissenschaft werden mit diesem Begriff Stoffe bezeichnet, die für unseren Körper lebensnotwendig sind, die wir ihm also zuführen müssen, da wir uns angeblich diese Stoffe nicht selbst aufbauen können.

## Energiezufuhr von außen

Nachdem du von deiner ursprünglichen Lebensenergie nicht mehr voll versorgt wirst, bist du abhängig geworden von Energie durch Nahrung von außen. Diese Abhängigkeit ist schon im Mutterleib vorhanden, auch in der Kleinkindzeit besteht sie, und in der Regel ist sie ein sich ständig wiederholender Prozeß, der sich durch dein ganzes Erdendasein zieht. Wir sind darauf angewiesen, Stoffe zu vereinnahmen, diese zu verinnerlichen und dann, da wir nur einen Teil verinnerlichen können, den Rest loszulassen und wieder abzugeben. Bei dieser Verinnerlichung geht es darum, das Wesenhafte des Essens aufzunehmen und all das, was nicht wesenhaft ist, wieder loszulassen. Aber was machen wir Menschen? Wir behandeln unsere Speisen so lange, bis das Wesenhafte nicht mehr anwesend ist, wir raffinieren unser Essen, bis fast nur noch das Unwesentliche vorhanden ist, und das nehmen wir dann auf, um uns damit zu ernähren. Wir haben also den Sinn des Essens im Laufe der Zeit verdreht und nehmen ständig den Bereich auf, der für uns im Grunde nicht zuträglich ist.

Bei einem ätherischen Öl wird durch das Destillationsverfahren »die Seele der Pflanze« aus der Struktur gelöst, aufgefangen und als das Wertvollste verwendet, die Struktur der Pflanze wird dann nicht mehr gebraucht. Beim Kochvorgang der Nahrung geschieht etwas ähnliches. Durch das Erhitzen wird auch das Wesentliche, die Essenz der Speisen, aus ihnen gelöst. Die Seelen der Speisen verduften, und du nimmst sie nur noch mit deinem Geruchssinn auf. Als Nahrung nimmst du Unwesentliches, Totgekochtes zu dir. Es ist also nicht verwunderlich, daß die übliche Kost eine üppige Mangelkost ist.

## Essen und Gemeinschaft

Immer wieder erleben wir, daß Menschen, die hören, daß wir Rohköstler sind, erschrecken. Gerade Klienten, die bisher von dieser Art der Ernährung noch nie etwas oder wenig gehört haben, stellen sich das als ausgesprochen problematisch vor. »Da könnt ihr ja niemals mehr mit anderen Essen gehen, keine Feste mehr feiern, habt ihr keine Angst vor Einseitigkeit«, und ähnliche Aussagen hören wir ständig.

Feiern, Gemeinschaft mit anderen Menschen, Kommunikation, sind Grundbedürfnisse jedes Menschen. Mußt du darauf verzichten, wenn du dich für eine andere Ernährung entscheidest?

In einem Film über die Rohkost gibt es eine Szene, in der eine junge Frau, die wegen einer schweren Darmerkrankung zu dieser

Kostform gefunden hat, es als schmerzlich empfindet, daß sie nach erfolgreicher Arbeit mit ihren Kolleginnen keine Mousse au Chocolat verspeisen kann. »Liebe geht durch den Magen«, weiß schon der Volksmund zu berichten. »Leider« können wir in der heutigen Zeit unser Zusammengehörigkeitsgefühl und unsere Liebebedürftigkeit oft nur im gemeinsamen Essen erleben. Das Leid der Krankheit ist eine Chance, auch noch andere Möglichkeiten zu entdecken.

Wir fühlen uns abgeschnitten von der Einheit und suchen ständig mit »Sehnsucht«, einen Ersatz auf dieser Welt zu finden. Wir möchten diese Verbundenheit wieder spüren, das ist eines unserer Grundbedürfnisse, denn im Innersten weiß jeder von uns, wie sich »Einheit« anfühlt. Wir wissen, wie wichtig Genuß und Lebensfreude sind. Wir wissen auch, wie wichtig Gemeinschaft, Feiern und Kommunikation sind. Wie beim Begriff Essen sollte es uns dabei aber um das Wesentliche gehen, um die Essenz.

Wir fordern dich auf, deine Augen zu öffnen für das, was du sehen kannst. Bei Kirchweihfesten steht eine Imbißbude neben der anderen, obgleich das Fest früher eine ganz große religiöse Zeremonie darstellte. Das gleiche gilt im Prinzip für die meisten anderen Feste und Feiern in der Gemeinschaft. Essen muß nicht der Ersatz für Liebe sein, die nicht mehr anders ausgedrückt werden kann. Du hast immer die freie Entscheidung, ob du an solchen Festen teilnehmen und übliche Feiern organisieren oder ob du völlig neue Wege gehen willst. Wir möchten die Menschen mit unserer Arbeit dazu anleiten, ständig wahre Lebensfreude und Genuß aufzunehmen und auszustrahlen. Bei einer echten Begegnung in der Gemeinschaft, bei Festen und Feiern ist gemeinsames Essen eigentlich gar nicht nötig. Doch es ist möglich – mit köstlicher, naturbelassener Nahrung – auch ohne nachteilige Folgen.

## Sich öffnen für das Außen

Beim Fasten haben wir den Gegenpol von »Außen« kennengelernt. Dort war die Aufforderung, sich nach innen zu wenden, damit du neue Welten in dir selbst entdecken kannst. All die Möglichkeiten, die wir dir zur Begleitung deines Fastens angeboten haben, dienten nur diesem einen Ziel. Doch welchen Sinn hätte das, wenn du es nicht auch in deinem Leben ausdrücken würdest?

Du bist, so haben wir dir vorher beschrieben, auf die Aufnahme von Außenstoffen angewiesen, damit du dich ernähren kannst. Dabei mußt du bereit sein, dich für das Außen zu öffnen, sonst kannst du diese Stoffe nicht verinnerlichen, nicht assimilieren. Gleichzeitig kannst du dich für deine Umgebung, für deine Mitmenschen, für all die Schönheiten dieser Welt öffnen. So kannst du auch in deinem Außen die neuen Welten entdecken, die du beim Fasten in deinem innersten Wesen gefunden hast, denn dein Innerstes hat in deinem Außen eine Entsprechung.

## Tod ohne Nahrung

Unser »normales Denken« besagt, daß wir sterben, wenn wir eine Zeitlang keine Nahrung zu uns nehmen. Die »übliche Erfahrung« zeigt uns auch, daß es so ist. Doch es gibt Berichte aus verschiedenen Ländern, in denen von Menschen erzählt wird, die ohne feste Nahrung auskommen. Leben ist nicht in starre Formen zu pressen. Leben ist ständiges Fließen, denn nur so ist Lebendigkeit in der Form darstellbar. Es gibt keine sicheren Aussagen mit ständig wiederholbaren Beweisen, wie das in der üblichen Wissenschaft so gern gefordert wird. Das einzig Sichere in unserem Leben ist die Unsicherheit.

# Leben ohne Nahrung

Wir haben ein inneres Wissen, daß Leben auch ohne Nahrungsaufnahme von außen möglich ist. Nach unserer Meinung ist das Essen im Grunde nur eine Ersatzhandlung dafür, daß du keinen genügenden Zugang zu deiner Lebensenergie hast, denn diese ist das wahre Sein, das Wesentliche. Verstehe dies nicht unbedingt als Aufforderung, ab heute nichts mehr zu essen. Das würde uns an die Anekdote erinnern, in der ein Bauer seiner Ziege das Fressen abgewöhnen will. Eine geraume Zeit später fragt ihn sein Nachbar, ob ihm dieses Vorhaben gelungen sei. Da meint der Bauer: »Nicht ganz, gerade war sie soweit, da starb sie.« Jeder von uns hat die Möglichkeit, seine Schleusen für die Lebensenergie in jedem Augenblick seines Lebens so zu öffnen, daß er keine Nahrung mehr braucht. Er wird spüren, ohne daß er viel experimentieren muß, wann der richtige Augenblick gekommen ist. Wir sind davon überzeugt, daß es schon viele Menschen gibt, die aus ihrem Selbst heraus leben.

# Was geschieht im Körper?

Du benötigst die Energie, die in der Nahrung enthalten ist, da du selbst nicht genügend davon auf anderem Weg aufnehmen kannst. Du brauchst also die Pflanze und je nach Einstellung auch das Tier, um dich zu ernähren. Den Grund, warum es so ist, haben wir bereits ausgeführt: Du bist nicht mehr so durchlässig für die kosmische Energie. Die Energie, die du durch die Nahrung aufnimmst, ist jedoch nicht leicht zugänglich. Um sie auswerten zu können, mußt du deine Nahrung zerkauen und verdauen. Du gehst also sehr aggressiv vor und erbringst eine intensive Eigenleistung, um die benötigte Energie aufnehmen und verwerten zu können.

Wenn du nicht bereit bist, dich durchzubeißen, deine Energie zu leben, dann ist es möglich, daß sich dies sehr schnell an deinen Zähnen bemerkbar macht. Wir wollen dich nicht dazu auffordern, in Zukunft grundsätzlich aggressiv zu sein. Es geht darum, daß du die Energie, die in dir vorhanden ist, auch lebst, ansonsten unterdrückst du sie, und sie wird sich über kurz oder lang als Aggression in deinem Leben bemerkbar machen, in deinem Körper, deinem Fühlen, deinem Handeln, deinem Denken oder in deinem Außen – meist ohne daß dir der Zusammenhang bewußt ist. Wenn du aber wieder sensibel wirst dafür, kannst du diesen Vorgang beobachten.

Häufig erleben wir bei Klienten, daß sie an ihren Zähnen empfindlich auf Wärme und Kälte reagieren, solange sie ein Problem haben, das sie nicht so recht angehen wollen. Auch Zahnfleischentzündung, -bluten und Entzündungen der Mundschleimhaut symbolisieren solche Situationen. Dein Körper zeigt dir also, welches Problem im Moment aktuell ist, welches Problem in die

»Stofflichkeit« gefallen ist. Und statt dankbar für diese Fingerzeige zu sein, werden solche Symbole oft abgelehnt. Die Möglichkeiten, im geistig-seelischen Bereich das Problem anzugehen, werden viel zu wenig genutzt. Die meisten Menschen versuchen, sich körperliche Probleme mit Hilfen auf der körperlichen Ebene zu erleichtern. Sie nehmen für jedes Symptom die passende Pille, machen einmal im Jahr ihre Kur und stellen die Nahrung auf Schonkost um. Dadurch wird dem Leidensdruck nur die Spitze genommen, der Rest des Eisberges lauert im Untergrund, und von Heilung kann keine Rede sein. Wir kommen später noch dazu, welche fatalen Folgen dieser Umgang mit geistigen Inhalten eines Problemes hat.

Um dich als eigenständige Person wahrnehmen zu können, unterscheidest du zwischen innen und außen und grenzt dich so vom Außen ab. Deine Haut siehst du üblicherweise als das »Abgrenzungsorgan«. Das ist jedoch keine wirkliche Abgrenzung, denn auf der Elementarebene liegen die Atome deines Körpers so weit voneinander entfernt wie in unserem Äußeren die Himmelsgestirne. Dies ist für das menschliche Durchschnittsdenken kaum vorstellbar, und doch ist es so.

Medizinisch betrachtet gehört auch der Magen-Darm-Trakt zum äußeren Milieu. Die Verdauungssäfte werden Sekrete genannt, dies heißt, daß sie nach außen abgegeben werden. Im Gegensatz dazu bezeichnet man Hormone als Inkrete, weil sie in die Blutbahn, also in unser inneres Milieu geleitet werden und dort wirken. Der Magen-Darm-Trakt ist also eine »Einstülpung« der Haut. In der asiatischen Medizin wird dies noch mehr beachtet.

Demzufolge bleibt der Nahrungsbrei, vom Kauen bis zur Ausscheidung, im »Außen«. Du setzt dich mit ihm immer an deiner Grenze zum Außen auseinander und nimmst nur auf, was du durch die aufgebauten Sperren lassen möchtest. Du filterst also aus. Dieses Filtersystem, das du größtenteils unbewußt aufbaust, entscheidet darüber, wie du deine Nahrung verwerten kannst und wie schnell du das, was du nicht aufnehmen willst, wieder losläßt. Bei diesen Ausführungen erkennst du, wie sehr diese Verhaltensweise auch auf den geistig-seelischen Bereich übertragen werden kann.

# Die chemisch-analytische Betrachtungsweise

In der Einheit, die gleichzeitig auch eine »Undifferenziertheit« ist, hast du ständig Zugang zu allem, aber du kannst es nicht unterscheiden. In dieser Welt der Polarität kannst du unterscheiden, dafür nimmst du aber den Nachteil in Kauf, nicht alles gleichzeitig wahrzunehmen. Erkennen ist nur in unserer Welt, in diesem Universum möglich. Bei der chemisch-analytischen Betrachtungsweise wird unterschieden. Da gibt es – bezogen auf die Nahrung und die Verdauung – Wasser, Eiweiße, Fette, Kohlenhydrate, Mineralstoffe, Vitamine, Füllstoffe und Verdauungssäfte. Diese Betrachtungsweise hat durchaus ihre Berechtigung, denn sie gibt uns ein größeres Verständnis dafür, was im Körper abläuft, und für das, was dahintersteht, also für die geistigen Prinzipien. Wichtig dabei ist jedoch, daß du diesen geistigen Inhalt beim Analysieren nicht wegrationalisierst und nicht vergißt, auch wieder die Gesamtheit zu sehen, ansonsten bleibst du im Detail stecken. Und bekanntlich sitzt der Teufel im Detail! Das Detail ist die Trennung vom Ganzen, ist die Loslösung von der Einheit. Nur das Steckenbleiben im Detail erklärt auch, warum bei dieser chemisch-analytischen Betrachtungsweise der Sinn verlorengegangen ist.

Auch die Zusammenhänge der Einzelbausteine untereinander sind bei dieser Betrachtungsweise verlorengegangen. In der Medizin ist es bekannt, welche Stoffe wo verdaut werden, die Kohlenhydrate im Mund und im Dünndarm, angeblich soll deren Verdauung im Magen ruhen, da der Magensaft zu sauer sei, und Kohlenhydrate brauchen zu ihrer Verdauung ein basisches Milieu. Eiweiße werden im Magen aufgeschlossen durch die Magensäure und die Verdauungssäfte des Magens und später im Dünndarm durch die Säfte der Bauchspeicheldrüse. Für die Fette braucht dein Körper vor allem die Verdauungssäfte der Bauchspeicheldrüse und den Gallensaft. Dabei wird nicht bedacht, ob sich die Verdauung der einzelnen Stoffe begünstigt oder behindert.

Bei der üblichen Zivilisationskost wird zuviel durcheinander gegessen, und das führt zu Behinderungen. Schon allein die Richtlinien der Hayschen Trennkost, bei der Eiweiß und Kohlenhydrate nicht gemeinsam gegessen werden, erleichtern die Verdauung enorm. Die Verdauung der Kohlenhydrate und der Eiweiße behindern sich gegenseitig, da sich die Basen des Mundspeichels und die Säure des Magens neutralisieren. Das Essen liegt dann wie ein Klotz im Magen, benötigt Stunden für die Verdauung, verbraucht dabei zusätzlich noch eine Menge Energie.

Für die Verdauung von reiner Obstkost setzt du etwa zehn Prozent der aufgenommenen Energie ein, bei rohem Gemüse benötigst du ungefähr dreißig Prozent, bei Fleisch fünfzig Prozent und bei Mischkost häufig noch viel mehr. Dir steht also bei der Obstkost am meisten und bei der üblichen Mischkost am wenigsten Energie zur Verfügung, die du für deine Aufgaben nutzen kannst. Diese Zahlen zeigen dir auch, wie sehr es stimmt, daß die übliche Zivilisationskost im Grunde eine Mangelkost ist.

## Wozu dienen Vitamine und Mineralstoffe?

Zur Gesunderhaltung brauchen wir unter anderem auch Vitamine und Mineralstoffe. Vitamine sind organische Substanzen, die je nach Stoffwechsellage zumindest teilweise im eigenen Körper gebildet werden. Die Vitamine, die wir nicht selbst bilden, führen wir uns über die Nahrung zu. Reich an Vitaminen sind rohe Nahrungsmittel, vor allem reifes Obst, Gemüse, Salate, Nüsse. Üblicherweise werden die Vitamine, die über die Nahrung zugeführt werden, im Dünndarm aufgenommen. Es gibt noch die Unterscheidung zwischen wasserlöslichen und fettlöslichen Vitaminen. Für die Aufnahme der fettlöslichen Vitamine benötigen wir in der Nahrung Fettsäuren und den Gallensaft.

Mineralstoffe werden unterschieden in die üblichen Mineralstoffe, wie zum Beispiel Kalium, Calcium, Natrium und Spurenelemente, die wir nur in minimaler Dosis benötigen. Das Verhältnis dieser Mineralstoffe entspricht dem Verhältnis der Mineralien des »Organismus« der Erde. Ein weiteres Beispiel für Mikrokosmos gleich Makrokosmos oder wie oben, so unten, wie innen, so außen. Du bekommst unter normalen Bedingungen vom Erdmagnetfeld die Informationen als elektromagnetische Schwingungen, welche Mengen der einzelnen Mineralstoffe du in deinem Körper brauchst. Dementsprechend entnimmt dein Körper diese aus der Nahrung.

Die normalen Bedingungen haben wir uns allerdings selbst zerstört. Vom elektromagnetischen Feld der Erde schirmen wir uns ab durch Betonbauten und asphaltierte Straßen und Plätze. So erreichen uns die Informationen, die für uns lebensnotwendig sind, kaum noch. Viele Menschen wissen dies instinktiv und fahren möglichst oft in ihrer Freizeit in die Natur.

Es gibt bei Mineralstoffen noch eine weitere Unterscheidung: organische und anorganische Stoffe. Als organische Mineralstoffe werden solche bezeichnet, die in einen lebenden Zellverbund eingearbeitet sind. In der Regel vollzieht die Pflanze das durch die Photosynthese. Sprossen können anorganische Mineralstoffe noch nicht verwerten. Sie versorgen sich von den Vorräten, die im Samen für sie bereitgestellt sind. Die Pflanze kann die Photosynthese erst vollziehen, wenn sie Wurzeln und Blätter hat. Wir sind davon überzeugt, daß auch der Mensch die Information in seinem Körper gespeichert hat, die er braucht, um die Photosynthese durchzuführen, denn alle Informationen des gesamten Kosmos vom Anbeginn der Entstehungsgeschichte sind in unserer DNS gespeichert. Wir haben nur nicht den gleichen Zugang wie die Pflanze.

Die anorganischen Mineralstoffe sind die, die wir aus dem Erdreich gewinnen, und die, die künstlich hergestellt werden. Auch das Erhitzen verwandelt organische Mineralstoffe wieder in anorganische.

Vitamine und Mineralstoffe solltest du über dein Essen zu dir nehmen. Verwenden kannst du in deinem Körper aber nur die organischen, alle anderen werden von deinem Körper nicht angenommen. Bei einer natürlichen Ernährung bietet das Essen alle Stoffe, die der Körper braucht. Die Mengen, die du brauchst, sind minimal und in der Regel spielend über eine gesunde Ernährung abzudecken. Die häufigen Mangelzustände sind weniger auf das zu geringe Angebot zurückzuführen als vielmehr auf Fehlinformationen im Körper. Es ist also eine Verwertungsstörung. Solche

Informationen können auf der Schwingungsebene verändert werden, dann normalisiert sich im Körper die Aufnahme, ohne daß irgendwelche Substanzen in den Körper geleitet werden müssen.

Die anorganischen Mineralstoffe, die der Körper angeboten bekommt, sei es durch denaturierte Nahrung oder durch Aufnahme von Tabletten oder Mineralwässer, kann der Körper nicht verwerten. Sie werden zum Teil ausgeschieden, und der Rest wird im Körper abgelagert.

Vitamine und Mineralstoffe brauchst du für eine Fülle von Stoffwechselabläufen in deinem Körper, sie dienen vor allem als Katalysatoren, um bestimmte Stoffwechselvorgänge in Gang zu setzen oder zu beschleunigen. Wenn du in deinem Organismus durch Fehlernährung anorganische Mineralien aufnimmst, wird dein Stoffwechsel gestört. Das kann für dich ein Symbol sein, wie sehr du deine Lebendigkeit selbst behinderst. Das Angebot ist in der Regel ausreichend, aber die meisten Stoffe sind denaturiert, so daß sie von deinem Körper nicht verwertet werden können.

## Wasser

Zwei Drittel deines Körpers bestehen aus Wasser. Allein an dieser Tatsache kannst du schon erkennen, wie wichtig Wasser für dich ist. Von Pichinger wurde der Begriff »Grundsystem« geprägt. Gemeint ist damit der gesamte Zwischenzellbereich im Körper. Du kannst dir das wie ein großes Meer vorstellen, in das alle deine Zellen eingebettet sind. In dieses Meer ergießen sich aus deinem Blut die Grundbausteine, die du für deinen Stoffwechsel und für dein Leben benötigst. Von hier aus werden die Stoffe dann an die einzelnen Zellen weitergeleitet. Die Zellen schwimmen, abgegrenzt durch eine Haut, die Zellmembran, in diesem Meer. Diese Beschreibung zeigt dir die Analogie zu der Entstehungsgeschichte der Welt, in der angenommen wird, daß alles Leben aus dem Meer entstand. Du kannst aber auch eine Analogie sehen zu der kosmischen Energie, die überall ist, in der wir alle schwimmen und von der wir uns abgetrennt haben.

Wasser ist nur wertvoll für uns, wenn es rein ist. Aber was ist rein? Vielen Menschen erscheint es besonders gesund, Mineralwässer zu sich zu nehmen. Eben hast du aber gehört, daß in Mineralwässern anorganische Mineralien sind, die wir in unserem Körper nicht verwenden können. Sie können nur ausgeschieden werden, und wenn dies nicht geht, lagern sie sich im Körper ab. Leitungswasser ist sicher auch keine Alternative, denn es enthält Kalk, chemische Substanzen, die zur Reinigung verwendet wurden, Nitrat und vieles mehr.

Das beste Wasser, das du zu dir nehmen kannst, ist das aus einer naturbelassenen Nahrung, denn es ist im Grunde auch ein »Mineralwasser«, es enthält alle Mineralien im organischen Verbund, wenn du sie nicht durch Kochen zerstörst. Nun reicht das Wasser nicht immer aus, das du über Obst und Gemüse zu dir nimmst. In der Umstellungsphase, im Sommer und beim Fasten, brauchst du in jedem Fall noch zusätzlich Wasser. Auch bei therapeutischer Energiearbeit ist es sehr wichtig, viel Wasser zu trinken, damit der Ballast an destruktiven Emotionen und Gedanken aus dem Körper ausgeschieden und damit losgelassen werden kann.

Wir trinken nur destilliertes Wasser und sehen dieses als eine ideale Ergänzung an. Abkochen allein genügt nicht. Es gibt einfache Geräte, mit denen du dein Wasser selbst destillieren kannst, denn in Deutschland ist kein destilliertes Wasser als Trinkwasser auf dem Markt. Häufig wird in unserem Land das Trinken von destilliertem Wasser noch als gefährlich angesehen. Nach der Destillation hast du nur noch das reine Wasser. In diesem benötigst du keine Mineralstoffe, denn du nimmst über die natürliche Ernährung, die Luft und über dein Energiesystem wertvollere auf. Wenn auch du dich hierfür interessierst, empfehlen wir dir, dich durch die entsprechende Literatur im Anhang ausführlich zu informieren.

Weil destilliertes Wasser »frei« ist, also nicht schon mit Mineralien angefüllt, kann es Stoffe deines Körpers aufnehmen und sie in Lösung bringen. Dein Körper ist weise und gibt natürlich erst das Zuviel an Schlacken ab. Das kann durchaus zu heftigen Reaktionen führen, die eine Heilkrise darstellen. Du brauchst dabei nicht zu erschrecken, die innere Ordnung deines Körpers weiß genau, was für ihn gut ist. Wenn du die Reaktion als Krankheit ansiehst und unterdrückst, nimmst du deinem Körper eine Chance, sich zu reinigen.

Solltest du eine weitere Alternative suchen, so haben unsere Tests ergeben, daß *Volvic*wasser aus Frankreich, *Haderheck*wasser aus Deutschland und das *Spa*wasser aus Belgien relativ wenige Mineralstoffe enthalten und als Kompromiß noch zu empfehlen sind. Sie haben aber alle den Nachteil, daß sie anorganische Substanzen beinhalten und zusätzlich auch noch teuer sind.

Es ist in jedem Fall keine Alternative, Wasser als Kaffee, Tee, Kakao und in anderen Variationen zu dir zu nehmen. Auch Säfte empfehlen wir als Dauergetränk nicht. Du kannst sicher einige Tropfen Saft dazugeben, aber es ist besser für deinen Organismus, wenn du deine Nahrung als Ganzes zu dir nimmst, denn dann ist die Vitalität am stärksten erhalten.

## Über die Aufnahme und die Verwertung der Stoffe im Körper

Wir haben in diesem Kapitel bereits aufgeführt, daß wir nicht die Fähigkeit haben, alle Stoffe, die wir zu uns nehmen, auch in unserem Körper aufzunehmen und zu verwerten. All das, was du nicht in deinem Körper verwertest, solltest du nach Möglichkeit wieder abgeben, damit dich diese Stoffe nicht belasten. Läßt du sie zu lange in deinem Organismus, werden sie dich langsam, aber sicher vergiften. Bist du bereit, diese Stoffe loszulassen? Selbst wenn du einen einigermaßen regelmäßigen Stuhlgang hast, kann es sein, daß sich manches auf längere Zeit in deinem Darm ablagert. Beim Fasten kommen immer wieder, auch nach längerem Fasten, Kotballen zutage, die darauf hindeuten, daß sie schon lange gelagert wurden. Auch ein inneres Darmbad zeigt, was alles im Darm im Lauf der Jahre nicht abtransportiert wurde.

Nicht alles, was du ausscheidest, müßtest du wirklich loslassen. Manches könntest du verwerten, wenn du bereit wärst, einiges in deinem Leben zu verändern. Damit dein Körper diese Stoffe aufnehmen kann, müßtest du in Ruhe essen, besser kauen, rohe Nahrung zu dir nehmen, nicht zu viele Nahrungsbestandteile mischen, Salz beim Würzen weglassen, nicht zu große Mengen zu dir nehmen, nicht gleichzeitig zum Essen trinken, weniger – oder noch besser – keine Giftstoffe zu dir nehmen.

Was passiert aber mit den Substanzen, die du im Körper hast und die du nicht verwerten kannst? Du hast sie aufgenommen, und sie haben deine Blutbahn überschwemmt. Dein Körper muß mit diesem Angebot, das häufig ein Überangebot ist, fertig werden. Er hat drei Möglichkeiten: Er kann die Stoffe verwerten, das wäre das beste. Ein Zuviel kann er ausscheiden, das wäre auch noch günstig für ihn, geht aber in der Regel nur begrenzt. Als dritte Möglichkeit kann er die Stoffe ablagern. Dies geschieht in den Zellen, im Zwischenzellbereich, in den Gelenken, in den Gefäßen. Dein Körper hat natürlich Depots, zum Beispiel die Leber oder das Knochenmark. Hier werden kleinere Reserven eingelagert, um einem Defizit vorzubeugen. Wenn dein Körper gesund ist, arbeitet er sehr ökologisch, das heißt, er kann aus Abbauprodukten auch immer wieder neue Substanzen aufbauen. Die anderen Ablagerungen, die Gifte der Genußmittel, das überschüssige Eiweiß, ein Zuviel an Fetten und Kohlenhydraten, anorganische Substanzen, aber auch Emotionen und Gedanken, die du nicht verarbeitet hast, sind die Schlacken, von denen wir immer wieder sprechen und die du loslassen mußt, wenn sich in deinem Leben etwas ändern soll. Sie vergiften deinen Körper noch um ein Vielfaches mehr als die Schlacken in deinem Darm, die du nicht losläßt.

## Vitalität in der Nahrung

Vitalität bedeutet Lebenskraft, Lebensfülle, Lebendigkeit. Sicher ist die Nahrung nicht die einzige Möglichkeit, diese Vitalität in dein Leben zu bringen, aber die Ernährung kann dich, wenn sie nicht vital ist, so verfestigen, daß du eines Tages diese Lebendigkeit nicht mehr spürst. Zivilisationskrankheit entsteht nicht von heute auf morgen, es ist ein Prozeß, der sich langsam entwickelt, so langsam und schleichend, daß du meist die Zusammenhänge nicht erkennst. Das ist auf der körperlichen Ebene genauso wie auch im geistig-seelischen Bereich, der der physiologischen Ebene übergeordnet ist.

Jede Art von Behandlung deiner Nahrung schränkt die Vitalität, die Lebenskraft, die du durch diese Nahrung aufnimmst, ein. Solange du deine Nahrung nicht behandelst, sind die Photonen, die Lichtenergie, noch in ihrer Ordnung. Zerstörst du aber deine Nahrung durch Kochen oder Backen, verändert sich die Struktur, im körperlichen Bereich wie in den übergeordneten Ebenen.

## Was geschieht beim Kochen?

Gelüste werden vor allem über das Auge und den Geruch hervorgerufen. Der Duft steigt dir in der Regel bei gekochtem Essen stärker in die Nase als bei roher Nahrung.

Riechen ist der direkteste Zugang zum Gehirn. Die Nervenenden des Riechnerves befinden sich als Sinneszellen im obersten Teil der Nase. Das Riechzentrum liegt im lymbischen System, das zum Stammhirn, dem ältesten Teil unseres Gehirnes, gehört. Eng verbunden mit dem Riechen sind Ausschüttungen von Stoffen im Gehirn, die in uns Stimmungen hervorrufen können. Das wird in der psychologischen Aromatherapie genutzt, um disharmonische Zustände auszugleichen.

Wir haben schon einmal aufgeführt, daß ätherische Öle meist durch Destillation gewonnen werden, das heißt durch Kochen. Die flüchtigen Stoffe werden wieder aufgefangen und dann in Fläschchen verkauft. Du erhältst bei einem ätherischen Öl nur den Duft, die Seele der Pflanze. Das Wertvollste der Pflanze, die Essenz, riechst du. Niemand käme auf den Gedanken, außer dem ätherischen Öl auch noch die ausgekochte Pflanze zu sich zu nehmen. Jeder weiß, daß sie nach dem Destillationsvorgang so gut wie wertlos ist.

Beim Kochen der Nahrung entweicht auch ihre Seele. Durch die Hitzebehandlung vermindert sich die Lichtqualität der Nahrung, ein deutliches Zeichen dafür, daß sie an Lebendigkeit abnimmt. Auch auf der physiologischen Ebene verändert sich die Molekularstruktur. Das Lebendige dieser Nahrung, also die Seele, wird beim Kochvorgang aber nicht aufgefangen. Es ist im Raum, du riechst den Duft, siehst das Essen und verbindest damit in deinem Gehirn: Das Essen ist gut. In Wirklichkeit ist aber nur der Duft gut, das, was du zu dir nimmst, ist seelenlose Materie, ihr fehlt das Lebendige, zumindest ist es stark eingeschränkt.

Wir geben dir noch ein weiteres Beispiel, das dir vielleicht auch einleuchtet. Bei Fieber, das über 41 Grad Celsius steigt, ist jeder Mediziner besorgt, denn er weiß, daß Eiweiß bei 42 Grad Celsius zu gerinnen beginnt. So hohes Fieber würde für den Körper des Erkrankten den Tod bedeuten. Auch dieser Seele würde es in dem Körper zu heiß, sie würde sich verabschieden. Ist die Trennung einmal vollzogen, wirst du die Seele nach Erkalten des Körpers auch nicht mehr dazu bewegen können, dahin zurückzukehren.

## Welche Vorteile hat rohe Nahrung?

Den wichtigsten Vorteil kannst du aus den vorhergehenden Abschnitten entnehmen: Rohe Nahrung ist lebendig. Ein weiterer Punkt kommt dazu: Lebendige Nahrung kannst du ohne Gewürze zu dir nehmen, sie hat einen unnachahmlichen Eigengeschmack. Er kommt am besten zur Geltung, wenn du auch die rohe Nahrung nicht mischst. Der Begründer der Instinkto-Therapie, Guy Claude Burger, spricht noch von einem weiteren Vorteil, den der Genuß roher Nahrung hat, die du ungewürzt zu dir nimmst. Der dem Menschen angeborene Instinkt erwacht wieder, und du kannst so aus der Fülle der Nahrung, die vor dir ausgebreitet ist, immer das herausfinden, was du gerade benötigst.

Viele Wissenschaftler bezweifeln, daß der Mensch einen Instinkt hat. Für uns ist das keine Frage. Wenn der Mensch alle Informationen des Universums in sich trägt, hat er sicher auch einen Instinkt. Instinkt hat aber auch ein Tier, und Tiere sind unbewußt.

Wir haben die Erfahrung gemacht, daß die Menschen, die intensiv an ihrer Bewußtwerdung arbeiten, auch gleichzeitig ihren Instinkt verfeinern und ihre Intuition entwickeln. Durch entsprechende Schulung bekommst du immer mehr Zugang zu deinem Urwissen. Die Auswahl des für dich im Augenblick passenden Nahrungsmittels ist dann für dich kein Problem mehr.

Bei roher Nahrung entwickeln sich immer mehr dein Geruchs- und Geschmackssinn. Du bekommst wieder Zugang zu der Ursprünglichkeit. Auch dein Gehirn leistet bei Rohkost weit bessere Arbeit, ebenso der gesamte restliche Organismus. Einen Vorteil, den rohe Nahrung noch hat, haben wir bereits aufgeführt. Sie braucht zur Verwertung den geringsten Energieaufwand. Damit steht dir ein Potential zur Verfügung, das du für andere Aufgaben nutzen kannst. Diesen Vorteil verkennen auch manche Esoteriker, denen das Thema Ernährung zu banal erscheint; aber wie sehr sie daran hängen, zeigt gerade die vehemente Ablehnung, sich mit diesem Thema zu beschäftigen. Selbstverständlich kannst du mental jede Nahrung transformieren, sogar das Gift eines Knollenblätterpilzes, wenn du geübt genug darin bist. Die Frage ist nur, ob du die Energie nicht für etwas Sinnvolleres einsetzen möchtest.

# Was geschieht im geistig-seelischen Bereich?

## Die Auseinandersetzung mit der »Außenwelt«

In deinem Leben gibt es viele Symbole, und je mehr du bereit bist, das zu erkennen, desto bewußter wirst du leben. Zwischen deiner Nahrungsaufnahme und deiner Aufnahmefähigkeit im geistig-seelischen Bereich besteht eine enge Wechselbeziehung.

Analog zu dem Geschehen in deinem Körper geht es im geistig-seelischen Bereich um die Auseinandersetzung mit der Welt, also mit deinem Außen. Auch hier gilt es, sich durchzubeißen. Du wirst in Situationen kommen, in denen du Probleme lösen mußt. Je mehr du bereit bist, das Problem intensiv »durchzukauen«, dich durchzubeißen, ohne dich dabei aber festzubeißen, desto besser kannst du die Eindrücke auch verdauen. Deine Art, mit der Nahrung für deinen Körper umzugehen, kann dir wertvolle Rückschlüsse geben, wie du auf anderen Ebenen deine Probleme bearbeitest und verdaust.

Du hast bei deiner Ernährung die Möglichkeit, auszuwählen, was du zu dir nehmen willst. Du kannst dich informieren, dadurch dein Qualitätsbewußtsein steigern, und nur noch das zu dir nehmen, von dem du weißt, daß du es gut verdauen und aufnehmen wirst. So kannst du das Venusprinzip in deiner Ernährung verwirklichen. Du beginnst, zu genießen. Du greifst nicht mehr zu minderwertiger Ware, die nicht zuträglich für dich ist. Diese Aussagen kannst du wiederum wörtlich für den geistig-seelischen Bereich übernehmen. Du hast die freie Entscheidung, was du aufnehmen willst; schon durch die Auswahl der Qualität kannst du steuern, wieviel Verdauliches oder Unverdauliches du in deinen Körper läßt. Du kannst genauso wie bei deiner Ernährung Kompromisse schließen, aber das solltest du nur dann machen, wenn du innerlich spürst, daß sie für dich wirklich annehmbar sind. Du mußt dir nicht, aus Rücksicht auf andere, Verdauungsprobleme einhandeln. Dein ganzes Leben sollte ein einziges Genießen sein, und es liegt an dir, es dir zu erlauben.

Du kannst also auf der körperlichen wie auf der geistig-seelischen Ebene Nahrung zu dir nehmen, die dich blockiert. Du kannst dich aber auch dazu entscheiden, nur noch Nahrung zu dir zu nehmen, die dir hilft, deine Blockaden zu lösen und deine Energien zum Fließen zu bringen.

## Ablagerungen von »geistig-seelischen Schlacken«

Über die Schlacken, die sich im Laufe der Zeit in deinem Körper sammeln können, haben wir bereits gesprochen. Wir haben unterschieden, daß es körperliche Schlacken und analog dazu auch geistig-seelische Schlacken gibt. Beide sind in deinem Körper gespeichert, denn die körperlichen Schlacken können sich erst dann in deinem Körper manifestieren, wenn eine entsprechende Information auch in den übergeordneten Zentren gespeichert ist.

Viele unserer Klienten, die ihre Ernährung auf Rohkost umstellen, geben an, daß Süchte wieder aktiviert werden, von denen sie glaubten, daß sie bereits seit Jahren und Jahrzehnten überwunden seien. Phasenweise hatten auch wir ähnliche Erlebnisse. Es ist also nicht verwunderlich, daß sich viele Rohköstler als eßsüchtig bezeichnen. Die alten Muster, die aus diesem und aus anderen Leben in uns gespeichert sind, kommen durch die Rohkost, aber auch durch das Fasten ans Licht und möchten bearbeitet werden. Sie drängen sich geradezu auf, denn die Seele strebt nach vollkommenem Ausdruck der göttlichen Energie in dieser Welt. Nur mit einer Ernährungsumstellung kannst du dieses Problem nicht lösen. Sicher wird die Mehrzahl durch viel Disziplin das Problem in den Griff bekommen – aber zu welchem Preis? Es ist oft der Verlust der Lebensfreude. Du kannst solche Reaktionen, die über Jahre und Jahrzehnte dauern, nicht mehr als Umstellungsphase bezeichnen, wie es oft gemacht wird. Eine Lösung wirst du erst dann herbeiführen, wenn du auch die geistig-seelischen Schlakken aufgelöst hast, damit diese nicht mehr danach drängen, sich in der Materie zu manifestieren. Wenn du dich von deinen alten, abgelagerten Emotionen und Gedanken befreist, werden sich deine »Engherzigkeit« und deine »Engstirnigkeit« auflösen. Du dehnst dich nur durch Bewußtseinsschritte aus, so daß sich Enge in Liebe auflöst. Deine Süchte, die ja eine Suche sind, enden erst dann, wenn du gefunden hast, was du wirklich brauchst.

Ein aktuelles Beispiel dafür, daß alles, was wir im geistigen Bereich nicht annehmen wollen, sichtbar wird, ist das Problem Amalgam. Viele Menschen haben diese Zahnfüllungen im Mund, ohne zu wissen, wie schädlich sie sein können, allerdings nicht grundsätzlich sind. Ein Bestandteil des Amalgams ist das Quecksilber, das auf lateinisch mercurius heißt. Es entspricht in der Astrologie dem Merkurprinzip. Es besitzt dieselben Eigenschaften wie der griechische Götterbote Merkur. Er vermittelt schnellen Schrittes zwischen den Göttern und den Menschen und wird häufig mit Flügeln an den Füßen dargestellt, um seine Botschaftertätigkeit zu unterstreichen. Der Intellekt, die Kommunikation und die Flexibilität sind Fähigkeiten, die ihn auszeichnen.

Wenn du nun bestimmte Eigenschaften im geistig-seelischen Bereich nicht lebst, beginnt dieses Prinzip ins Stoffliche zu fallen, sich also im Körperlichen zu manifestieren, um dir zu zeigen, wo dein Problem liegt. Heute haben die meisten Menschen Amalgam in ihren Zähnen und damit im Körperlichen, weil die Eigenschaften des Merkurs fast nicht mehr gelebt werden. Typische Symptome einer Amalgamvergiftung sind Müdigkeit, Kopf- und Gliederschmerzen, Magen-Darm-Beschwerden, Gefäß- und Herzbeschwerden und Depressionen. Manche unserer Klienten sprechen von Schwere und Müdigkeit in den Beinen. Vergleiche einmal diese Symptome mit den Eigenschaften des Merkurs. Sie zeigen dir das genaue Gegenteil, die nicht gelebten Eigenschaften.

Klienten, die nun beginnen, sich zu bewegen, die ihre Probleme in der Kommunikation »angehen«, werden durch den Schwung, den sie in ihr Leben bringen, wieder flexibel. Aber auch bei Menschen, die beginnen, »aus sich herauszugehen« und mehr zu reden, verschwinden die Symptome, auch wenn das Amalgam nicht sofort aus den Zähnen entfernt wird. Nicht immer ist ein sofortiges Entfernen sinnvoll, denn dabei wird der Körper noch einmal massiv mit diesem Gift überschwemmt. Parallel zu einer Entfernung der Amalgamfüllung aus den Zähnen sollte auf jeden Fall für eine gründliche Ausleitung gesorgt werden, zum Beispiel mit der BioResonanztherapie, mit Fasten und Dampfbädern.

Wir beschreiben hier noch die Entsprechungen des Alkohols, der Zigaretten und anderer Drogen. All diese Stoffe werden bevorzugt als Hilfsmittel verwendet, um die Kommunikation zu fördern. Das Inhalieren des Rauches geschieht über die Lunge, der Alkohol fördert unter anderem auch die Nierentätigkeit. Beide Organe haben aber auf der symbolischen Ebene mit Kontaktfähigkeit und Beziehungen zu tun. Sie sind doppelt angelegt, sind also polar. Die Lunge ist das größte Kontaktorgan. Über den Atem bist du mit allen Menschen im gleichen Raum verbunden. Wenn Menschen gemütlich miteinander zusammensitzen, spielt das Trinken eine große Rolle. Es stimuliert das Kontaktorgan Niere.

Rauchen fördert die »Kommunikation« nur sehr unerlöst, also nur oberflächlich, denn es schließt gleichzeitig dein Herzchakra immer mehr. Echter, liebevoller Austausch kann sich nur bei möglichst offenem Herzchakra vollziehen.

Bezeichnend für die Wirkung von Drogen ist eine Aussage von einem unserer Klienten, der Schwierigkeiten im Zusammensein mit anderen Menschen hatte. Er schilderte, daß er zu Beginn der Drogeneinnahmen die ganze Welt hätte umarmen können und sich jedem öffnen konnte. Mit der Zeit fühlte er sich aber immer isolierter und litt unter Einsamkeitsgefühlen.

Statt Zigaretten und Drogen wäre es sinnvoller, Möglichkeiten zu suchen, die das Herzchakra öffnen, denn dadurch können Probleme nachhaltig gelöst werden.

Mit Alkohol erreichst du andere Bewußtseinszustände. Dir erscheint die Welt weicher und sanfter. Die Konflikte und Probleme werden vernebelt. Um so härter erscheinen sie dann nach einem

Rausch. Du kannst dich nun entscheiden, deine Probleme endgültig anzugehen oder zum nächsten Geist in der Flasche zu greifen, der dir wieder eine heile Welt verspricht, das Versprechen jedoch nicht halten kann.

Die Zusammenhänge zwischen Geist und Alkohol erkennst du auch an dem Begriff Sprit, was mit dem lateinischen, französischen und englischen Wortstamm spirit (= der Geist) zusammenhängt. Du nimmst dabei aber den Geist nur auf einer unerlösten Ebene zu dir. Auch Meditation ist eine »geistige Disziplin« und führt zu anderen Bewußtseinszuständen. Beide, Meditation und Alkohol, sind also miteinander verwandt und entsprechen in der Astrologie dem Neptunprinzip.

Wir können und wollen nicht sagen, daß Alkohol, Rauchen und Drogen schlecht sind, denn sie haben durchaus ihre Berechtigung, sonst würde es sie auf dieser Welt nicht geben. So gesehen sind auch der schwierige Chef, Krankheit und Schicksalsschläge nicht schlecht, denn sie bieten dir ebenfalls die Möglichkeit, etwas zu erkennen. Es ist immer deine Entscheidung, wie du dein Leben gestalten willst. Wir möchten dich noch einmal an den Bergkristall erinnern, der seine Schönheit und Klarheit durch Druck von außen bekommen hat.

## Klarheit der Gedanken und Gefühle

Bei der Vorstellung der sieben Körper sprachen wir darüber, wie wichtig dein Ego ist, um deinen Willen zu entwickeln, der deine Gedanken kontrollieren kann. Gedankenkontrolle ist notwendig, um Emotionen in den Griff zu bekommen. Das ist wiederum Voraussetzung dafür, daß du einen klaren Körper bekommst. Wenn du gleichzeitig noch deine Herzensenergie entwickelst und auf reine Ernährung achtest, steht dem Einfließen der Lebensenergie nichts mehr im Wege. Das hat natürlich seine Auswirkungen auf deine Lebensqualität. Denke an die erste Vision und daran, daß du auf diese Welt kamst, um dem Göttlichen hier Ausdruck zu verleihen.

Du alterst aus verschiedenen Gründen, die sehr eng zusammenhängen und sich gegenseitig bedingen. Du hörst immer wieder, daß Altern normal ist, du übernimmst dieses Denken, du nimmst Stoffe zu dir, um diesem Gedanken des Alterns auch in deinem Körper Ausdruck zu verleihen. Du verdrängst ungeklärte Emotionen in deinen Körper und beschäftigst dich nicht mit diesem Thema, denn es macht dir Angst und läßt dich altern. Dann nimmst du das Resultat als Beweis dafür, daß das, was du früher gehört hast und häufig auch heute noch hörst, richtig ist. Könnte jedoch nicht alles auch ganz anders sein?

Dein Körper kann sich so reinigen, daß sich auch alte Ablagerungen in den Gefäßen deines Blutkreislaufes, in den Gelenken und in den Geweben abbauen. Selbst die Verkalkungen deines Gehirns, insbesondere der Zirbeldrüse, können sich zurückbilden. Diese Drüse ist den oberen Chakren zugeordnet und symbolisiert den Zugang zur universellen Lebensenergie. Auf der körperlichen Ebene ist sie für den Alterungsprozeß zuständig.

Es gibt ihn, den Jungbrunnen. Es ist eine Illusion, zu altern. Du magst diese Gedanken als unglaubliches Wunder bezeichnen. Wir haben öfter erlebt, daß es auch heute Wunder gibt. Du kannst durch eine intensive Arbeit an dir selbst dein eigenes Wunder erleben, deine Stimmungen, deine Intelligenz, deine Konzentrations- und Leistungsfähigkeit verbessern, Klarheit in deine Gedanken und in deine Gefühle bekommen, und eines Tages wirst du feststellen, daß dein Körper ein wundervoller Tempel geworden ist. Eine Möglichkeit, solche Wunder bei dir zu fördern, ist das Zusammenbringen der beiden Pole Fasten und Essen.

# Geistiges Prinzip der einzelnen Bausteine der Ernährung

## Haben alle Menschen eine Stoffwechselstörung?

Wir werden in diesem Kapitel die einzelnen Bausteine unseres Lebens zuerst von der chemisch-analytischen Sicht aus betrachten. Das gibt Aufschluß über Möglichkeiten, wie du dieses Wissen analog auf den geistig-seelischen Bereich übertragen kannst. Das kann dir dann Auskunft darüber geben, welches Prinzip des Lebens durch welchen Baustein in der Ernährung symbolisiert wird. Die Symbole sind für dich dann wichtig, wenn du in deinem Leben mehr siehst als nur eine sinnlose Zeitspanne zwischen Geburt und Tod. Dieses Analogiedenken ist ein Geschenk. Es kann dich anregen, dein Leben besser zu verstehen, um es dadurch freier und glücklicher gestalten zu können.

Es ist uns wichtig, zu betonen, daß dieses Aufzeigen von geistig-seelischen Prinzipien der einzelnen Bausteine deiner Nahrung kein »Kochrezept« sein soll. In Wirklichkeit ist alles wesentlich vernetzter und umfassender. Wir möchten dich dazu anregen, dir über bestimmte Zusammenhänge selbst klarzuwerden. Unsere Gedanken sollen bei dir wie Katalysatoren wirken, die deinen eigenen Bewußtwerdungsprozeß in Gang setzen und beschleunigen können.

Alle Menschen haben im Grunde eine Störung in der Energieversorgung und sind auf Nahrung von außen angewiesen. Das bedeutet, daß in unserem elektromagnetischen Feld bereits eine Stoffwechselstörung angelegt ist, die, wenn sie sich in der Materie manifestiert hat, auch diagnostiziert wird. Wenn du es genau nimmst, zeigt dir jede Krankheit, ja sogar jede Art von problembeladener Lebenssituation, eine Stoffwechselstörung an. Es bringt dir nichts, wenn du nun jedem erzählst, wie krank du bist. Das Geschenk liegt vielmehr darin, daß du, wenn du den Sinn der Störung findest, diese Störung aufheben kannst. Jede Stoffwechselstörung gibt dir die Möglichkeit, ein Stück heiler zu werden, aber nur, wenn du das Geschenk annehmen möchtest.

Die Wahrnehmungsfähigkeit von uns Menschen ist sehr begrenzt. Wir können Schall nur in einem bestimmten Bereich hören. Alle Schallqualitäten, die über und unter diesem für uns hörbaren Bereich liegen, nehmen wir nicht wahr. Wir könnten nun behaupten, diese anderen Bereiche gibt es nicht, aber Hunde hören beispielsweise eine Hundepfeife, und es ist möglich, die Impulse, die eine Fledermaus im Ultraschallbereich aussendet, mit Geräten zu empfangen und aufzuzeichnen. Auch im Farbspektrum gibt es nur einen bestimmten Bereich, der von uns Menschen ohne Hilfsmittel wahrgenommen werden kann. Dieser endet beim Infrarot und beim Ultraviolett. Wir haben nur eine bestimmte Wahrnehmung, auf die wir begrenzt sind. Wir sprechen beim Menschen von einer mittleren Wahrnehmungsbreite, mit der er ohne Hilfsmittel Informationen aufnehmen kann.

Nun gibt es aber, wie du schon weißt, den hermetischen Satz: Wie oben, so unten. Du kannst also von dem Bereich, den du erkennst, Rückschlüsse ziehen auf den Mikrokosmos und gleichzeitig auch auf den Makrokosmos. Mit Geräten, die du als Hilfsmittel nimmst (Mikroskop oder Fernrohr), kannst du das teilweise schon bestätigt bekommen. Das Problem der meisten Menschen ist nur, daß sie kaum Vertrauen haben. Sie akzeptieren einen Beweis nur dann, wenn sie ihn im Einzelfall bekommen, und wollen für jede andere Ebene wieder separat einen Beweis haben.

Wenn du diese Zeilen verinnerlicht hast, wirst du mit dem Problem Stoffwechselstörung leichter umgehen können, denn du hast nun eine Möglichkeit, schneller zu erkennen, wo der Schuh drückt. Du kannst dich dann dafür entscheiden, mehr deinem Lebensprozeß zu vertrauen, denn dein Leben zeigt dir immer, wo du stehst. Du bekommst dann auch schneller Zugang zu deiner Lebensenergie, und diese ermöglicht es dir, intensiver zu leben.

In der Biologie gibt es den Satz: Die Ontogenese, also die Entwicklung des Individuums von der Eizelle zum geschlechtsreifen Zustand, entspricht der Phylogenese, also der Stammesgeschichte des Menschen. Damit ist ausgedrückt, daß der Mensch ab dem Augenblick der Zeugung bis zur Geburt alle Stadien vom Einzeller bis zum hochentwickelten Einzelindividuum durchläuft. Unsere Meinung ist, daß er im Verlauf dieser Individualisierung im Mutterleib das Mineralreich, das Pflanzenreich und das Tierreich integriert. Er hat alle Informationen in sich enthalten und erlebt diese noch einmal im Schnelltempo während der Entwicklung bis zur Geburt.

Alle Bausteine, die wir zu uns nehmen, sind lebendig. Es gibt im Grunde keine »tote Materie«, es gibt aber eindeutig Unterschiede, wie Leben in der Materie ausgedrückt werden kann. Die Lebendigkeit einer Substanz hat ihre Entsprechung darin, wieviel Biophotonen, also Lichtpartikel, sie in sich aufnehmen kann. Diesen Zusammenhang haben wir schon einmal bei der gekochten Nahrung besprochen. Auf der seelisch-geistigen Ebene geht es immer um diese Lichtqualität, die wir durch diese Bausteine aufnehmen. Licht bedeutet aber auch symbolisch Bewußtheit. Und so geht es in deinem Leben immer darum, Bewußtheit zu integrieren.

## Die Bedeutung des Wassers

Das Wasser ist ein Symbol für das Weibliche, für das Empfangende. Diesen Aspekt des Wassers erlebst du auch in deinem Körper. Das Wasser nimmt alles auf, befördert es dorthin, wo es gebraucht wird, holt all das, was nicht mehr benötigt wird, ab und bringt es zu Organen, wo es ausgeschieden oder gelagert werden kann. Nun hat Wasser aber nur eine bestimmte Aufnahmekapazität. Wir besprachen das schon bei der Entschlackung. Wenn das Wasser gesättigt ist, kann es seine Aufgabe nicht mehr optimal lösen und nicht mehr fließen.

Wasser ist aber auch ein Symbol für Gefühle. Über deinen Wasserhaushalt, über die Art, wie häufig du Wasser zu dir nimmst, was damit in deinem Körper geschieht und wie du es ausscheidest, kannst du Aussagen darüber erhalten, wie du mit deinen Gefühlen umgehst. Wenn du deine Gefühle nicht fließen läßt, gibt es Ablagerungen auf der geistigen Ebene genauso wie im Körper.

Wasser nimmt Schwingungen jeder Art auf und speichert sie. So ist auch bei homöopatischen Mitteln erklärlich, daß du ab einer bestimmten Potenzierung im Wasser keine Moleküle des ursprünglichen Stoffes mehr findest. Aber das Wasser enthält die »Information«, die als »Medikament« wirkt. Nach dem gleichen Prinzip wird bei der Bio-Resonanztherapie deine eigene Schwingung als Heilschwingung auf Wasser gespeichert. Auch dein Essen und dein Trinken kannst du durch Reiki und ähnliche Möglichkeiten der Übertragung mit Lebensenergie anreichern. Dein Körperwasser speichert auch deine Gedanken und deine Gefühle und die Gedanken und Gefühle der Menschen, mit denen du eng verbunden bist. Daran siehst du wieder einmal, wie wichtig eine Bewußtseinskontrolle deiner Gedanken und Gefühle ist. Damit ist aber nicht ein Verdrängen gemeint, sondern ein Bewußtwerden, damit du das Potential deiner Gedanken und Gefühle gezielt einsetzen kannst.

Wasser ist im Körper die Trägersubstanz, die du dringend benötigst, da es jede Zelle versorgt und gleichzeitig reinigt. So sind es im seelisch-geistigen Bereich die Gefühle, die dich nähren und reinigen. Du mußt sie nur fließen lassen.

## Der Säure-Basen-Haushalt

Der Mensch ist nur fähig, in einer mittleren Wahrnehmungsbreite in dieser Welt zu leben. Wir haben bei der Homöostase beschrieben, daß der pH-Wert deines Blutes leicht alkalisch ist. Dieser Wert liegt bei pH 7,35 bis 7,4. Werte darüber oder darunter sind gefährlich für den stofflichen Körper. Du hat drei Puffersysteme, die du verwendest, um diesen pH-Wert aufrechtzuerhalten. Eines der Systeme sind bestimmte Stoffe zum Neutralisieren, und zwar bei einem zu sauren Milieu die Basen, und wenn dein Körper zu alkalisch wird, puffern die Säuren im Körper. Die beiden anderen Systeme funktionieren über die Ausscheidungstätigkeit der Lungen und Nieren.

Unbewußte Lebensführung bringt den Säure-Basen-Haushalt ins Ungleichgewicht, du wirst dabei an deine Grenzen geführt, um zu erkennen, daß in den Extremen Wachstum möglich ist, aber auch Gefahren liegen. Beim Baum des Lebens in der Kabbala gibt es eine rechte, eine linke und eine mittlere Säule. Die äußeren Säulen sind die »männliche« und die »weibliche«, also wiederum die Extreme. Dort ist Wachstum möglich, aber auch der mittlere Weg bietet Wachstum an, oft sogar schneller als die äußeren.

Beim pH-Wert des Blutes kannst du sehen, daß deine Lebenskraft besser fließen wird, wenn du dich nicht an die Grenzen begibst. Jede Stoffwechselreaktion im Körper hat einen optimalen Bereich, in dem sie sich am schnellsten vollzieht. Gehst du an die Grenzen oder darüber hinaus, verlangsamt sich der Prozeß oder kommt sogar zum Stillstand. Du brauchst im Körper für jeden Prozeß ein optimales Milieu, das gilt natürlich auch für den geistig-seelischen Bereich. Auch hier ist das »In-deine-Mitte-Kommen« die beste Voraussetzung dafür, zu wachsen. Zurück zur Mitte heißt im Lateinischen *remedium*. Dies ist auch der Wortstamm für *Medi*zin und *Medi*tation. Die übliche *Medi*zin ist die unerlöste Form, eine Disharmonie auszugleichen. Sie verwendet hierzu *Medi*kamente und therapiert im körperlichen Bereich. Die *Medi*tation ist eine erlöste Form, in die Mitte zurückzufinden. Sie wirkt im seelisch-geistigen Bereich.

Eine Entgleisung des Säure-Basen-Haushaltes manifestiert sich besonders in den feinen Energiebahnen des Nervensystems. Bei der Übersäuerung entsteht Desorientiertheit. Wir haben dir bereits aufgezeigt, daß Kochkost, insbesondere die Zivilisationskost, im Körper säurebildend ist. Die Verwirrtheitszustände im Alter häufen sich immer mehr, und die Tendenz geht sogar dahin, daß diese Zustände in immer früherem Alter eintreten. Auch hier kannst du erkennen, wie sehr ein Mensch, der nicht bereit ist, zu wachsen, sich im körperlichen Bereich blockiert, um sich und andere darauf aufmerksam zu machen. Wenn du dein Leben lang deine Probleme verdrängst und unterdrückst, ist es kein Wunder, wenn dich all das »Abgespaltene« eines Tages überschwemmt.

Bei einer Alkalisierung des Blutes entsteht als Hauptsymptom eine Überreizung des Nervensystems, bis hin zu Verkrampfungen (Tetanien). Hier wird, im Gegensatz zur Übersäuerung, bei der sich der Mensch zurückzieht, eine Hyperaktivität sichtbar. Auch dies zeigt ein »Aus-seiner-Mitte-Kommen« an. Menschen, die hyperaktiv sind, wirken fahrig, oberflächlich, können nicht bei einer Sache bleiben. Danach beginnen sie immer mehr zu verkrampfen. Der Mensch wird durch die Tetanie dazu gezwungen, wieder bei sich zu bleiben, weniger im Außen zu sein.

Leider sind hier die Blockaden meist schon so manifestiert, daß die Menschen das geistige Prinzip selbst nicht mehr erkennen können. Es kommt zu einem Lernen durch Leid. Auch die eingeschränkte Bewegungsfreiheit bei vielen alten Menschen, aber auch bei jüngeren, ist eine Möglichkeit der Seele, auf etwas aufmerksam zu machen. Die Gründe dafür mögen äußerlich sehr verschieden sein, da läßt sich das Leben schon einiges einfallen.

## Mineralstoffe

Mineralstoffe haben die Eigenschaft, ionisieren zu können, dabei werden sie durch Anlagerung oder Abtrennung von Elektronen positiv oder negativ geladen. Sie symbolisieren die Polarität dieser Welt und die Lebendigkeit des Körpers.

Säurebildende Mineralstoffe sind Schwefel, Phosphor und Chlor. Sie werden durch »Abspaltung« von einem oder mehreren Wasserstoffionen aktiviert. Es ist interessant, daß gerade Phosphor und Schwefel mit dem teuflischen Prinzip in Verbindung gebracht werden. Der abgespaltene Teufel ist der Herr dieser Welt. Er ist an deiner Verfestigung interessiert, und wenn du die Symptome der Übersäuerung im Körper einmal betrachtest, die zur Starre führen, erkennst du auch die Zusammenhänge.

Basenbildende Mineralstoffe sind Natrium, Kalium, Calcium, Magnesium und Eisen. Sie werden durch »Zerfall« aktiviert. Die Mineralstoffe zerfallen in einen basischen und in einen sauren Anteil. Hier erscheint das andere Extrem, die Verfestigung wird aufgelöst und zerfällt. Eine Überreaktion führt ins Chaos, in die völlige Auflösung.

Die Ionen werden in Kationen und Anionen unterteilt, je nachdem, ob sie positiv oder negativ geladen sind. Sie sind innerhalb der Zelle und im Zwischenzellbereich unterschiedlich. So entsteht die Spannung, die nötig ist, um Leben in dieser Welt ausdrücken zu können. Auch im seelisch-geistigen Bereich brauchen wir üblicherweise eine Spannung, um Leben zu empfinden, unser ganzes Dasein baut sich auf Spannung auf. Es ist aber vom Grundsatz her nicht notwendig, jedenfalls nicht in diesen Extremen, wie die meisten Menschen es leben. Je mehr du in deine Mitte kommst, desto mehr wirst du verstehen, daß es auch anders geht.

Alle Mineralstoffe sind, wenn es teilweise auch in kleinsten Mengen ist, für die Aufrechterhaltung unseres Stoffwechsels notwendig. Ebenso wichtig ist aber auch die Bedeutung für den geistig-seelischen Bereich.

*Natrium* und *Kalium* sind im Stoffwechsel unter anderem für das elektrische Potential an der Zellwand und für den Wasserhaushalt zuständig. Analog dazu kannst du durch diese Mineralien auch im seelisch-geistigen Bereich Aussagen bekommen über deine Spannkraft, deine Lebendigkeit und das Fließenlassen deiner Gefühle. Unerlöst wirst du vielleicht zuviel Wasser in deinem Körper haben, aufschwemmen, Ödeme oder Bluthochdruck bekommen. Vielleicht fehlt dir die Spannkraft, oder du hast einen niederen Blutdruck und kommst morgens nicht in Schwung. Erlöst wirst du den nötigen Elan haben, um dir Ziele zu setzen, du wirst deine Intuition dazu verwenden, Wege zu finden zur Verwirklichung dieser Ziele.

*Calcium* ist im Körper zum größten Teil in den Knochen und in den Zähnen eingebaut. Es gibt ihnen den Halt. Im seelisch-geistigen Bereich ist es für die Struktur und für den Biß zuständig, mit dem du an eine Aufgabe herangehst. Unerlöst kannst du eine Knochenerweichung, Zahnzerfall, nervöse Reizbarkeit und Muskelschwäche erleben. Erlöst kannst du dir eine eigene Struktur aufbauen. Dazu benötigst du aber sehr viel Disziplin. Die hast du dir bereits über das Fasten angeeignet.

*Chlor* brauchst du für die Verdauung, die Ausscheidung und die Herztätigkeit. Außerdem arbeitet es sehr eng mit dem Natrium zusammen. Unerlöst zeigen sich im Körper Verdauungs- und Ausscheidungsstörungen. Die Schlacken sammeln sich vermehrt an, die Probleme häufen sich. Auch kann sich eine Parodontose zeigen. Erlöst wird sich dieses Prinzip darin äußern, daß du »kraftvoll« bei deinen Problemen zubeißen kannst, daß du bereit bist, sie zu bearbeiten und im rechten Augenblick loszulassen. Du wirst beim Bearbeiten deiner Probleme nicht nur mit Aggression vorgehen, sondern auch auf die Stimme deines Herzens hören.

Wie *Calcium* ist ein großer Teil des *Fluors* in den Knochen und in den Zähnen gelagert. Auch Haare und Nägel enthalten viel Fluor, und es ist notwendig für Heilungsprozesse im ganzen Körper. Unerlöst können sich Zahnverfall, Rückgratverkrümmung und eingeschränkte Sehkraft bemerkbar machen. Erlöst bist du bereit, deinen Problemen aufrecht zu begegnen und ihnen ins Auge zu sehen. Die gründliche Auseinandersetzung damit leitet dann einen allgemeinen Heilungsprozeß ein.

*Jod* ist in unserem Körper zum größten Teil in der Schilddrüse zu finden, denn sie benötigt es, um ihre Hormone zu bilden. Ist es ausreichend vorhanden, wird der Stoffwechsel des Körpers günstig beeinflußt. Unerlöst kann es sich als Hyperaktivität, aber auch als ein Zurückbleiben der Entwicklung im Körper und Geist und einer zu geringen Aktivität in diesen beiden Bereichen bemerkbar machen. Erlöst wirst du deine Probleme optimistisch angehen und auch lösen können. Du hast genügend Schwung, um aktiv an deiner Entwicklung zu arbeiten. Du hast die Fähigkeit, mit jedem über alles offen zu reden.

*Magnesium* braucht dein Körper für die Leber und Drüsen, für die Regeneration deiner Nerven und der Muskulatur. Auch beim Abbau der Kohlenhydrate ist es erforderlich. Unerlöst könnte es sich als Nervosität und Reizbarkeit oder durch beschleunigten Herzschlag bemerkbar machen. Auch weiche Knochen und Verdauungsstörungen sind Hinweise. Erlöst bist du fähig, deine Emotionen richtig zu verarbeiten. Du hast Durchhaltevermögen und die nötige Ruhe und Geduld, um dein Ziel erreichen zu können. Du erkennst, was wert ist, in dein Leben integriert zu werden und was schädlich für dich ist.

*Phosphor* ist in unserem Körper größtenteils in den Knochen gespeichert. Er wird in jeder Zelle benötigt, vor allem beim Aufbau von Nervengewebe, Gehirnzellen, Knochen und Zähnen. Bei der Umwandlung der Energiespender Eiweiß, Fett und Kohlenhydrate spielt er eine große Rolle. Unerlöst kann es zu einer geistigen und körperlichen Müdigkeit, zu Depressionen und zu Ekzemen führen. Erlöst fließt deine Energie frei, dein Denken ist klar, und mit Hilfe deiner Disziplin und Ausdauer überwindest du innere Konflikte. Du bist bereit, deine Aggressionen und Lebensenergie zu nutzen.

*Schwefel* beeinflußt das Wachstum, ist in Haaren, Nägeln und Knorpel enthalten. Wir benötigen ihn zur Reinigung und zur Kräftigung unseres Körpers. Unerlöst kann sich ein beschränktes Wachstum zeigen, du kannst Hautausschläge bekommen, da deine Verdauung und Reinigung nicht richtig funktionieren. Erlöst bist du bereit, dir deine Schatten anzuschauen, wächst dabei über dich hinaus und beginnst dich immer mehr zu lieben, wie du bist. Du hast den Wert des Verdauens und der Reinigung erkannt und integrierst dies immer mehr in dein Leben.

*Silber* ist dem Weiblichen, Mondhaften zugeordnet und repräsentiert die Reaktions- und Reflexionsmöglichkeiten des Körpers. Es symbolisiert alle Prozesse von Emotionen und Empfindungen. Es fördert die Problembewältigung durch Intuition. Unerlöst stellen sich ein starkes Bedürfnis nach Süßigkeiten ein, Empfindlichkeit des Magens und der Augen. Stimmungschwankungen sind an der Tagesordnung, und es fällt schwer, eigene Initiative zu entfalten. Erlöst ist ein Mensch voll Mitgefühl bereit, anderen Menschen Dienste zu erweisen. Er liebt ein erfülltes Familienleben, vermittelt Geborgenheit und verfügt über viel Einfühlungsvermögen.

*Gold* ist dem Männlichen zugeordnet, symbolisiert die Egokräfte und verhilft dazu, sie zu aktivieren und eine übermäßige Gefühlsbetonung auszugleichen. Gold kommt in den menschlichen Nerven vor. Unerlöst zeigt es sich in Nervenschmerzen und -schwächen, Depressionen, Herz- und Kreislaufproblemen, aber auch in Eitelkeit und Überheblichkeit. Erlöst ist ein Mensch großzügig und edelmütig, liebt es, freizügig Geschenke zu machen, und strahlt viel Wärme, Optimismus und Selbstvertrauen aus.

*Eisen* repräsentiert die menschlichen Willenskräfte. Es wird insbesondere für die Bildung der roten Blutkörperchen benötigt. Gelagert wird Eisen im Körper im Knochenmark, in der Milz und

Leber. Es unterstützt die Tatkraft und die Energie. Unerlöst führt es im Körper zu Blutarmut, Antriebsschwäche und Lustlosigkeit. Erlöst ist ein Mensch spontan, unternehmungslustig, offen und ehrlich. Er verfügt über große Arbeitskraft und Zielorientiertheit.

*Quecksilber* repräsentiert im Körper alles, was mit Übermittlung zu tun hat: die Lungen, den Blutkreislauf und vor allem das Denken. Es symbolisiert die Flexibilität im Körper. Es wirkt auf die Drüsen, die Leber und das Nervensystem. Unerlöst zeigen sich Symptome im Magen-Darmtrakt, es kommt zu Lungen- und Nierenproblemen und das Gedächtnis wird schwächer. Erlöst zeigt es sich als schnelles, flexibles und klares Denkvermögen, der Mensch ist beweglich, kann sich auf neue Situationen spielerisch und leicht einstellen.

*Zinn* ist dem Jupiter zugeordnet und steht für Ausdehnung, es beherrscht den Geschmackssinn und wirkt auf den Menschen allgemein regenerierend. Das meiste Zinn ist im menschlichen Körper in der Zungenspitze gelagert. Unerlöst können Leberstörungen, Hexenschuß und Arthritis auftreten. Es können sich aber auch Aufschneiderei und Trägheit zeigen. Erlöst ist der Mensch gastfreundlich und tolerant, er vertraut auf das Gute und ist jovial und großzügig gegen jedermann.

*Kupfer* symbolisiert alle Lebensprozesse, die mit Bindung zu tun haben. Es hilft Verkrampfungen zu lösen im zwischenmenschlichen Bereich, macht weich und harmonisiert. Kupfer kommt in den weiblichen Organen, der Leber und den Venen vor. Unerlöst entstehen Gallensteine, Schilddrüsenstörungen und Hautirritationen. Es können sich auch Kontaktarmut und mangelnde Liebesfähigkeit zeigen. Erlöst nimmt der Mensch das Leben leicht, ist gesellig und kreativ.

*Blei* ist für die Formgebung und für die Struktur zuständig. Unerlöst können sich Verhärtungen, Verkalkungen, Verstopfungen zeigen. Dies führt zu Griesgrämigkeit, bleischwerer Moral, starrem Denken und wenig Freude an der Gegenwart. Erlöst beherrscht die Bleikraft die Gefühle, verleiht klares Denken, zähe Ausdauer, Zuverlässigkeit und Treue.

Es hat nicht viel Sinn, die Bausteine des Körpers als Präparate aufzunehmen, denn diese Stoffe kannst du nur in ihrem natürlichen Verbund richtig verwerten, also in Nahrung, die der kosmischen Ordnung entspricht. Eine weitere wichtige Voraussetzung, um eine Stoffwechselstörung auszugleichen, ist dein häufiger Kontakt zum Erdmagnetfeld, denn dieses tritt mit der Schwingung seiner Mineralstoffe, Metalle und Spurenelemente mit deiner Schwingung in Resonanz. Durch diese Information bekommt dein Körper die Möglichkeit, seine eigene innere Ordnung wiederherzustellen. Er ist dann erst in der Lage, die aufgenommenen Stoffe im Körper richtig einzubauen. Deshalb ist der Kontakt zur Natur so wichtig. Auch Edelsteine, die ja die Information der Erde ebenfalls enthalten, können dir sehr dabei helfen, dich zu harmonisieren.

## Vitamine

Wie auf der körperlichen Ebene, so sind die Vitamine auch für einen reibungslosen Ablauf deiner geistigen Stoffwechselvorgänge und für dein Wachstum zuständig. Sie haben eine Katalysatorwirkung und arbeiten mit anderen Stoffen zusammen, so daß diese Vorgänge schneller vor sich gehen.

*Vitamin A* ist ein fettlösliches Vitamin, und wir beziehen den größten Teil aus der Vorstufe Karotin. Das Vitamin A wird für die Schleimbildung benötigt. Vitamin A ist weiter für die Bildung der Geschlechtsorgane bei Frau und Mann notwendig, zur Bildung von Kortison im Körper und zur Erhaltung der Stabilität sämtlicher Zellmembrane. Unerlöst kann dies zur Nachtblindheit und zu einer Degeneration der Schleimhäute deines Körpers führen. Erlöst hast du die Fähigkeit, dir deine dunklen Seiten zu betrachten und bist zu einer Reinigung bereit. Dann wirst du auch die Vitalität deiner Sexualenergie bei der Gestaltung deines Lebens einsetzen können.

*Vitamin B-Gruppe:* Sie sind wasserlöslich und sind intensiv bei der Energiegewinnung in den Zellen beteiligt. Hierzu zählen das *Vitamin B 1, B 2, Nikotinsäure, B 6, Pantothensäure, Biotin* und *B 12* und *Folsäure.* Vitamin B 6 ist vor allem beim Eiweißabbau und bei der Umwandlung in Eiweiß beteiligt, B 12 wird zwar in allen Zellen benötigt, aber insbesondere im Verdauungstrakt, in den Nervenzellen und im Knochenmark. Die einzelnen Vitamine können sich nicht gegenseitig ersetzen. Jedes einzelne hat spezifische Aufgaben. Vitamin B 12 hat noch eine Besonderheit, es kann im Dünndarm nur aufgenommen werden, wenn im Magen der sogenannte Intrinsic-Faktor gebildet wird. Dieser dient dem Vitamin dann als »Eintrittskarte« in den Körper. Folsäure hat spezifische Aufgaben beim genetischen Material der Zellen und beim Eiweißstoffwechsel. Unerlöst erscheinen Hautirritationen, Probleme des Magen-Darmtraktes, Beeinträchtigung der Nerven, Müdigkeit, Blutveränderungen. Erlöst hast du Elan und die Nervenkraft, deine Probleme anzugehen, und kannst sie verdauen. Du findest dadurch deine innere Ruhe und Ausgeglichenheit und die Kraft, das Leben in vollem Umfang in dich aufzunehmen und mit allem in Kontakt zu kommen.

*Vitamin C* ist wasserlöslich und wird vom Körper benötigt, um seine Struktur aufzubauen, und zwar nicht nur bei den Knochen, sondern auch bei den anderen Geweben wie Muskeln, Bindegewebe, Bänder. Weiter fördert es die Regeneration von geschädigten Geweben. Unerlöst zeigen sich Reizbarkeit, Wachstumseinschränkungen, Kurzatmigkeit, ein schwammiges Bindegewebe und schlechte Wundheilung. Erlöst hast du Entschlußkraft und Festigkeit und eine Einstellung, die auf Wachstum ausgerichtet ist. Du bist bereit, alte Wunden heilen zu lassen, damit du mit Neuem in Kontakt treten kannst. Es läßt die Sonne in deinem Leben wieder scheinen und hilft dir, Heiterkeit und Beschwingtheit neu zu entdecken.

*Vitamin D* ist ein fettlösliches Vitamin, es wird hauptsächlich in der Leber gelagert, aber auch in der Darmwand, in den Knochen und im Blut. Du hast bei diesem Vitamin die Fähigkeit, es in der Haut selbst zu produzieren, wenn sie von der Sonne beschienen wird. Vitamin D regelt die Aufnahme von Calcium und Phosphor im Darm und die Ausscheidung des Phosphors in der Niere. Durch diese Aufgabe wirkt es intensiv bei der Gesunderhaltung der Zähne und der Knochen mit. Unerlöst ist vor allem das Knochensystem betroffen, die Härte läßt nach, der Rücken krümmt sich, es kann zu Knochenbrüchen kommen; aber auch Zähne und Muskeln entwickeln sich schlechter, Ruhelosigkeit und Reizbarkeit treten auf. Erlöst hast du die nötige Klarheit, Energie und Ehrlichkeit, die du brauchst, um deine Ziele aufrichtig anzustreben. Du bist aber auch flexibel, dich auf neue Situationen einzustellen und deinen Standpunkt und deine Handlungsweise immer wieder zu überprüfen.

*Vitamin E* ist ein fettlösliches Vitamin und wird überwiegend im Muskel- und Fettgewebe gespeichert. Es wird für die Funktion der Keimdrüsen, für den Schwangerschaftsverlauf, für die Funktionstüchtigkeit der Muskel- und Nervenzellen benötigt. Es ist als Antioxydant wirksam, das heißt, es verbindet sich mit Sauerstoff und verhindert, daß der Sauerstoff andere Stoffe zerstören kann. Unerlöst treten Funktionsstörungen bei den Muskeln und Nerven auf; auch Verdauungsstörungen, Ablagerungen in den Gefäßen und Störungen im Fettstoffwechsel sind möglich. Erlöst bist du elastisch und jugendlich und zeichnest dich durch Kreativität und Bereitschaft zur Mitarbeit aus. Du hast die Fähigkeit, in einer Gemeinschaft ausgleichend und harmonisierend zu wirken und beizutragen, Probleme konstruktiv zu lösen.

*Vitamin K* ist ein fettlösliches Vitamin. Der Mensch ist nicht darauf angewiesen, es über die Ernährung zu sich zu nehmen. Wenn die Bakterien unserer Darmflora in Ordnung sind, bilden sie genügend Vitamin K für unseren Bedarf. Es ist notwendig, damit die Leber die Blutgerinnungsfaktoren synthetisieren kann. Unerlöst kann es zu Versagen des Blutgerinnungssystems kommen und zum Blutsturz. Erlöst bist du bereit, deine Lebenskraft in die vorgesehenen Bereiche fließen zu lassen. Du hast aber auch die Fähigkeit, Einhalt zu gebieten, wo sie überschießend reagieren will.

## Eiweiß, Fette, Kohlenhydrate und Vitalstoffe

Das sind die Hauptenergieträger, die wir uns mit unserer täglichen Nahrung zuführen. Wir benötigen diese Stoffe zu verschiedenen Aufgaben. Ein Zuviel davon wird im Körper gelagert, deshalb ist es wichtig, nicht mehr zu sich zu nehmen, als es dem Verbrauch von Energien entspricht.

*Eiweiß* brauchst du nur zum Aufbau deines Körpers und um ihn zu erhalten, also zur Regeneration des Gewebes. In der Wachstumsphase benötigst du mehr Eiweiß als in der Zeit danach, in der nur noch Gewebe erneuert werden muß. In der Muttermilch sind 1 bis 2,5 Prozent Eiweiß enthalten. In der Zeit, in der ein Kind Muttermilch bekommt, ist der Bedarf an Eiweiß am höchsten. Als Erwachsener brauchst du das Eiweiß nur noch für die Zellerneuerung, für die Hormonbildung und für Gewebe, das nach einer Schädigung wieder aufgebaut werden muß. Wolfgang kann sich noch gut an seine Jugendzeit erinnern, in der es bei den Großeltern Fleisch nur für die schwer arbeitenden Männer gab, sie brauchten ja besonders viel Energie. Eiweiß wird für die Energieherstellung aber nur herangezogen, wenn es gar nicht anders geht. Dein Körper ist sehr ökologisch orientiert, und er braucht bedeutend mehr Aufwand, mit Eiweiß Energie bereitzustellen als mit Glukose. Der Körper muß das Eiweiß vorher zu Kohlenhydraten umwandeln, um es verwenden zu können, dabei muß der Körper die Stickstoffrückstände ausscheiden. Dies sind alles zusätzlich Aufwendungen von Energie.

Eiweiße sind aus Aminosäuren aufgebaut. Je nach Struktur werden mehr oder weniger komplizierte Ketten aus den Aminosäuren gebildet. Eiweißstrukturen gibt es in Hülle und Fülle, Aminosäuren jedoch nur etwas über zwanzig. Dein Körper muß Eiweiße, die er aufnimmt, erst aufspalten bis zu diesen Aminosäuren, damit er sie aufnehmen kann, und nur daraus ist es ihm dann möglich, arteigenes Eiweiß aufzubauen. Er versteht es aber auch, einen Teil der Abbauprodukte seiner eigenen Eiweiße wieder zum Aufbau neuer Gewebe, Hormone und Enzyme zu verwenden. Solche »Rückgewinnungssysteme« kommen häufig im Körper vor, und sie zeigen, wie sparsam er ist. Es gibt noch eine Gruppe von acht Aminosäuren, die essentiell sind. Sie müssen mit der Nahrung zugeführt werden, da du sie nicht im Körper bilden kannst.

Es ist auffallend, wie sehr in unseren Breiten das Verlangen nach diesem Energieträger vorherrscht. Viele Menschen nehmen bedeutend mehr Eiweiß durch Fleisch, Fisch und Käse zu sich, als sie zum Aufbau und zur Erhaltung der Struktur brauchen. Viele

Eiweißstoffe lagern sich in deinem Körper ab, denn er kann bei dem riesigen Angebot das Überzählige gar nicht mehr ausscheiden. Dadurch entsteht eine starke innere Erstarrung, die noch durch andere Faktoren gefördert wird – etwa durch übermäßige Zufuhr von anorganischen Mineralstoffen. Die Erstarrung betrifft vor allem Gewebe, die normalerweise flexibel sein sollten: Muskeln, Gelenke, Bandscheiben, Gefäßwände. Du greifst also auf Fremdenergien zurück, um dir unbewußt einen Panzer aufzubauen. Selbst wenn du das ganze Eiweiß im Körper verwenden könntest, brauchst du für seine Verwertung ein Vielfaches mehr an Energie als bei Kohlenhydraten. Zusätzlich fallen dabei auch noch die Stickstoffanteile und Harnsäure an, die der Körper unter zusätzlichem Energieaufwand ausscheiden muß.

Die Eiweißzufuhr, die du durch Verzehr von Rohkost erhältst, die aus Obst, Salaten, Gemüsen, Nüssen und Samen besteht, reicht völlig aus, um deinen Eiweißbedarf zu decken. Der Anteil ist auch im natürlichen Verbund und leichter aufnehmbar als die anderen Eiweiße. Wenn du bereit bist, auf der seelisch-geistigen Ebene deine innere Struktur zu erkennen, anzunehmen und zu leben, besteht die Sucht nicht mehr, dir auf der körperlichen Ebene ein energieblockierendes Gerüst aufzubauen.

*Fette* haben verschiedene Aufgaben in unserem Körper. Einmal dienen sie der Polsterung und der Isolation unserer Nerven und unserer inneren Organe. Manche Menschen polstern sich aber auch an anderen Stellen damit und dehnen ihren Körper aus. Fett ist außerdem ein Energie- und Wärmelieferant. Eine weitere Aufgabe haben die Fette als Regulator für die fettlöslichen Vitamine. Wir haben bereits darüber berichtet, daß diese nur in Fetten löslich sind. Und als letztes dienen Fette noch als Quelle für die drei essentiellen Fettsäuren, auf deren Aufnahme dein Körper von außen angewiesen ist. Die essentiellen Fettsäuren werden auch als »Vitamin F« bezeichnet.

Fette haben natürlich im Vergleich zu den Kohlenhydraten den Vorzug, daß sie über doppelt soviel Energie bereitstellen können. Ein Gramm Fett ergibt über neun Kilokalorien, ein Gramm Kohlenhydrate nur etwas über vier Kilokalorien. Zusätzlich sind Fette auch ideale Energiereserven. Sie haben aber auch den Nachteil, daß sie bedeutend mehr Zeit benötigen, um verdaut zu werden und daß du mehr Energie dazu verbrauchst. Deine Fettdepots können allerdings auch von den Kohlenhydraten herrühren, denn wenn du zuviel davon aufnimmst, werden sie in Fette umgewandelt.

Wenn du die Fette, die du zu dir nimmst, richtig wählst, stellen sie genügend essentielle Fettsäuren zur Verfügung, die du für das Funktionieren deiner Drüsen brauchst. Insbesondere die Nebenieren und die Sexualhormone fordern zu ihrer Bildung diese Fette. Ein Mangel dieser Fettsäuren führt zu Nierenleiden, Hautproblemen, einer Einschränkung des Wachstums und der Fortpflanzungsfunktion, zu Prostata- und Menstruationsbeschwerden.

Die wertvollsten Fette kannst du durch die Rohkost erhalten, vor allem aus Nüssen und Samen, auch die Avocado enthält reichlich davon. Da jedoch nur etwa ein Prozent deines Kalorienbedarfs aus ungesättigten Fetten bestehen soll, sind die hochkonzentrierten Fettlieferanten gar nicht unbedingt nötig. Auch in Obst ist genug enthalten, um dich optimal zu versorgen.

Viele Menschen tragen einen großen Anteil der Fette am Körper als Reserven mit sich herum. Mit überflüssigem Fett dehnst du dich über Gebühr auf der körperlichen Ebene aus, wirst behäbig und schwerfällig. Du magst damit vielleicht übergroße Sensibilität und Empfindlichkeit verstecken, es ist aber auch möglich, daß du Probleme mit dem Loslassen hast. In jedem Fall zeigt eine Ausdehnung durch Fettpolster einen Mangel an Vertrauen in den Fluß des Lebens. Du möchtest dir Reserven anschaffen für Zeiten, in denen es dir vielleicht nicht so gut geht.

Im letzten Kapitel über Prometheus wirst du noch davon erfahren, daß Fett Jupiter, dem Göttervater, zugeordnet ist. Hieraus kannst du schließen, daß die Ausdehnung deiner Spiritualität ins Körperliche gefallen ist. Nicht gelebte Verbindung zur göttlichen Energie könnte also auch Anlaß sein, sich auf dieser Welt breit zu machen, anstatt sich auf geistigen Ebenen auszudehnen.

*Kohlenhydrate* bestehen aus Kohlenstoff, Wasserstoff und Sauerstoff. Auch Fette und Eiweiße bestehen aus diesen Elementen, aber in anderen Mengenverhältnissen und Verbindungen, die vom Körper schwieriger zu verwerten sind. Kohlenhydrate werden in der Pflanze gebildet. Dabei wird der Kohlenstoff (Erdelement) mit dem Wasserstoff (Wasserlement) und dem Sauerstoff (Luftelement) unter Zufügung von Sonnenenergie (Feuerlement) bei der Photosynthese gebildet. Hier werden auch die Mineralstoffe aus ihrem anorganischen Zustand in einen organischen Zustand überführt.

Die Kohlenhydrate werden unterschieden in Mono-, Di- und Polysaccharide. Die Monosaccharide sind Einfachzucker, hierzu zählen Glucose (Traubenzucker), Fruktose (Fruchtzucker), Galaktose. Die Disaccharide sind Zweifachzucker, hierzu zählen Saccharose, Maltose und Laktose. Die Polysaccharide sind Mehrfachzucker, hierzu zählen Stärke, Dextrin, Glykogen und Zellulose. Di- und Polysaccharide müssen, wenn sie von deinem Körper verwertet werden sollen, in Einfachzucker umgewandelt werden, dafür brauchst du Energie. Einfachzucker, wie sie überwiegend in süßen Früchten vorkommen, können vom Körper direkt verwertet werden, weil sie schon Grundbausteine darstellen.

Der wichtigste Energielieferant für unseren Stoffwechsel, gleichgültig ob es die Gehirntätigkeit, die Muskelarbeit oder andere Funktionen des Körpers sind, ist Glukose, also solltest du diese auch vorwiegend zu dir nehmen. Zuviel Glukose im Körper wird insbesondere in der Leber und in der Muskulatur als Glykogen gespeichert. Diese Speicherform kann wieder in Glukose zurückgebildet werden. Wenn du zuviel Kohlenhydrate zu dir nimmst, können diese auch als Fett im Körper abgelagert werden.

Zellulose ist ein Polysaccharid, das vom Körper nicht verwertet werden kann. Es wird so wieder ausgeschieden, wie du es aufgenommen hast. Diese Stoffe sind die sogenannten Füll-, Faser- oder Ballaststoffe, deren Fehlen bei einer minderwertigen Ernährung besonders die Darmtätigkeit beeinflußt. Bei einer reinen Rohkost nimmst du genügend Zellulose zu dir und wirst keine Probleme mit der Verdauung haben.

Die Kohlenhydrate stellen das Liebesprinzip dar, denn sie gewährleisten am intensivsten den Betriebsstoffwechsel deines Lebens. Er zeigt dir in der Materie deine Lebendigkeit an, und Leben ist ein Ausdruck der Liebe. Je naturbelassener du nun die Kohlenhydrate zu dir nimmst und je einfacher die Grundbausteine in deinem Körper verwertet werden können, desto mehr entsprechen sie diesem Prinzip. Zellulose stellt das Prinzip unzureichend dar, denn sie ist für unseren Körper nicht verwertbar, sie gibt uns keine Energie, und wir müssen sie noch aktiv aus unserem Körper ausleiten. Glukose, wie sie überwiegend in Früchten zu finden ist, entspricht der Liebesenergie, denn sie kann von unserem Körper sofort aufgenommen und als Energie verwertet werden. Dabei ist es auch noch wichtig, die Lebensmittel naturbelassen zu essen, denn dann sind sie so im Verbund mit den anderen Stoffen, daß sie optimal verwertet werden können. Auch hier solltest du darauf achten, daß du nur so viel zu dir nimmst, wie dein Körper wirklich braucht.

Grundsätzlich kannst du die Glukose- oder Liebesenergie auch aus anderen Stoffen gewinnen. Das ist aber nur mit einem bedeutend höheren Energieaufwand und mit mehr anfallenden Schlakken möglich, die ebenfalls mit mehr Aufwand ausgeschieden werden müssen. Auch hier kannst du eine Parallele zu deinem Alltag ziehen: Alles, was du nicht mit Liebe tust, kostet dich mehr Kraft und muß oft hinterher bereinigt werden. Wenn du es aus vollem Herzen bejahen kannst und bereit bist, dich ganz dafür zu öffnen, sparst du Energie.

Alle drei energiespendenden Bausteine sind Manifestationen des Göttlichen Prinzips, die Kohlenhydrate die der Liebe, die Fette die der Ausdehung und die Eiweiße die der Strukturgebung, also Liebe, die sich manifestiert und ausdehnt. Wenn du bereit bist, dich dem Auftrag deiner Seele voll hinzugeben, die Liebe in dein Leben ein- und weiterfließen zu lassen, dann wirst du keine Stoffwechselstörungen mehr haben – vorausgesetzt, du liebst dich selbst am meisten und verwöhnst dich mit köstlicher Nahrung aus den Gärten dieser Erde.

*Vitalstoffe:* Dies ist ein Begriff, der alles Lebendige der Nahrung umfaßt, etwas, was bei einer chemisch-analytischen Betrachtungsweise nicht zu finden ist. Es ist die Photonen- oder Lichtenergie, die zum Teil mit der Kirlianfotografie sichtbar gemacht werden kann oder mit feinen Meßinstrumenten auch schon meßbar ist. Vitalstoffe sind das Wesentliche, die Seele der Lebensmittel.

Es ist dir vielleicht nun klargeworden, daß du bei einem Mangel an bestimmten Bausteinen nicht nur das entsprechende Vitamin oder Spurenelement zugeben mußt und dann annehmen kannst, daß du das Problem damit gelöst hast. Oft nimmst du genügend Mineralstoffe und Vitamine zu dir, doch da sie meist nicht der natürlichen Ordnung entsprechen, lehnt sie dein Körper ab, oder er kann sie nicht richtig verwerten. Er hat schon genügend Unbrauchbares, so gut es ging, umgebaut und abgelagert. Aber er ist bereit, Blockaden loszulassen, wenn er entsprechend wertvolle Bausteine angeboten bekommt. Dann allerdings läßt er oft so vehement los, daß es zu Entgiftungsreaktionen kommen kann. Er möchte so schnell wie möglich allen Müll abbauen und attackiert diesen regelrecht. Es gibt also ähnlich wie beim Fasten bei der Umstellung auf Rohkost Heilkrisen. Diese sind um so stärker, je gestörter dein Stoffwechsel ist. Doch vertraue einfach deiner inneren Instanz, vertraue dem Prozeß des Lebens. Jede Zelle in dir sehnt sich nach Licht und Liebe genauso wie du. Du brauchst es nur zuzulassen, dann ist dein Körper wieder in Kontakt mit seiner ursprünglichen Lebensenergie.

# Die Prinzipien der einzelnen Lebens- und Nahrungsmittel

Kennst du den Unterschied zwischen einem Lebensmittel und einem Nahrungsmittel? Für viele Menschen gibt es dabei keinen Unterschied. Sie setzen diese beiden Begriffe gleich und meinen damit alles, was sie zu sich nehmen können, um ihren Hunger auf der körperlichen Ebene zu stillen. Wir sehen den grundsätzlichen Unterschied darin, wie sehr das Essen der Lebendigkeit dient oder nicht.

Lebensmittel sind also all die Stoffe, die das Leben fördern, Nahrungsmittel sind alle Speisen ohne den Vitalitätsfaktor. Sie sättigen auch, aber ihr Wert ist meist gering.

Der wahre Wert der Nahrung liegt nicht in einem Sattheitsgefühl, er liegt darin, was du als Essenz der Speise zu dir nimmst. Selbstverständlich brauchst du auch die Kalorien, die Vitamine und die Mineralstoffe. Noch wichtiger jedoch sind die Vitalstoffe, die Lebensenergie, die du mit dem Essen aufnimmst. Es gibt aber noch eine zusätzliche Möglichkeit, die du sehen und nutzen kannst, wenn du daran interessiert bist. So, wie die geistigen Prinzipien der Bausteine der Ernährung, besitzen auch die Nahrungsgruppen ihr Wesen, ihren geistigen Inhalt. Je nachdem, welchen Mangelzustand deine Seele in deinem Leben ausdrücken will, wirst du zu den Speisen greifen, die genau dies in deinem Körper manifestieren. Machst du dir nun über die Prinzipien und deine Vorliebe für bestimmte Speisen Gedanken, kannst du wertvolle Hinweise für deine Bewußtwerdung erhalten. Wir beschreiben hier einzelne Gruppen und deren Bedeutung auf der geistig-seelischen Ebene:

Milch und Milchprodukte. Milch ist eine Nahrung, die im Grunde Kindern vorbehalten ist. In der ganzen Natur ist es so, daß Säuglinge von ihren Müttern mit Milch versorgt werden. Es gibt aber außer bei uns Menschen keine Lebewesen, die sich nach der Säuglingszeit noch Milch bei anderen Müttern besorgen.

Unsere Verdauung ist ab dem dritten Lebensjahr in der Regel nicht darauf eingerichtet, Milcheiweiß zu verwerten. Dafür notwendige Fermente werden kaum noch gebildet. Erschwerend kommt hinzu, daß fast alle Milcherzeugnisse durch Hitzebehandlung denaturiert und mit anorganischen Salzen versetzt sind.

Fast alle Allergien sind ursächlich durch Nahrungsmittel hervorgerufen. Einer der Hauptverursacher ist das Milcheiweiß. Der Körper wehrt sich gegen einen Stoff, den er nicht mehr zu sich nehmen will. Eine allergische Reaktion ist der Versuch des Körpers, sich zu reinigen. Bei einer Allergie lehnst du aber auch den geistig-seelischen Prozeß ab, der damit zusammenhängt, nämlich die Reinigung deiner Gedanken und Gefühle. Viele Allergien verschwinden schlagartig, wenn Milch und alle Milchprodukte weggelassen werden.

Auf der symbolischen Ebene entspricht Milchtrinken immer dem inneren Wunsch, die Kindheit nicht loszulassen, unbewußt bleiben zu wollen und wieder versorgt zu werden. Wir haben es in unseren Selbsterfahrungsgruppen und in der Einzelarbeit schon häufig erlebt, daß die Klienten immer dann Sucht auf Milch und Milchprodukte hatten, wenn Probleme aus der Kindheit aktuell wurden, insbesondere wenn es um das Thema Vater und Mutter ging. Das bestätigte uns den Zusammenhang zwischen dem Konsum von Milch und Milchprodukten und der Regression in die Kindheit sehr deutlich.

Wir beschrieben den Paradiesmythos, den Sündenfall und die Vertreibung aus dem Paradies. Ab dem Augenblick waren Adam und Eva auf sich selbst und auf Bewußtwerdung angewiesen. Sie begannen einen Weg, der aus der Unbewußtheit, aus der Abhängigkeit herausführte in die Freiheit. Konkret im Körper erlebst du diesen Prozeß mit der Abnabelung von der Mutter bei der Geburt, und du mußt im Laufe deines Lebens diese Abnabelung von den Eltern auch im seelisch-geistigen Bereich nachvollziehen.

Es ist erschreckend, wie viele erwachsene Menschen gerade

diesen Schritt nicht vollzogen haben und immer noch mit unbewußten Abhängigkeitsgefühlen durch ihr Leben irren, um dann im Alter wieder in Verwirrtheit zu fallen. Wolfgang hat es im Altenheim oft erlebt, daß die verwirrten alten Menschen ständig nach Mutter und Vater riefen, ein Zeichen dafür, daß sie sich in ihrem Leben nicht abnabeln konnten.

Milch und Milchprodukte ziehen dich in diese Kindheitsprozesse zurück. Wenn du sie wegläßt, ändert sich dein Verhalten. Du brauchst keine Milch, um zu überleben.

Eines der beliebtesten Milchprodukte ist Käse. Er enthält außer Milcheiweiß Salz. Salz bietet die Möglichkeit, im Körper zu manifestieren, was an Gefühlen nicht fließen soll. Dazu haben wir eine Geschichte aus unseren ersten eigenen Fastenerfahrungen: Damals fasteten wir noch mit einer dünnen Fastensuppe, der wir zum Würzen ein wenig salzarme fertige Gemüsebrühe zufügten. Außerdem tranken wir unseren Tee mit kleinen Mengen Honig. Würzbrühe und Honig standen auf dem Küchentisch, um bei Bedarf benutzt zu werden.

Nun hatten wir am dritten Fastentag eine höchst lebendige Auseinandersetzung. Nachdem wir unseren Gefühlen ordentlich Luft gemacht hatten, spürten wir auch unsere Verletztheit. Nun geschah das Interessante. Wolfgang griff zum Honigtopf, um sich einen Kaffeelöffel voll zu gönnen, Ursula bevorzugte die salzige Gemüsebrühe. Da waren einmal das Bedürfnis nach Liebe und Zuwendung, das im Augenblick nicht erfüllt wurde, und das andere Symbol zeigt den Wunsch, nun keine Gefühle mehr fließen zu lassen, hart zu werden, aus Angst vor weiteren Verletzungen. Unsere Löffel blieben in den Töpfen, wir feierten nach diesem »Aha-Erlebnis« unter Lachen und Weinen Versöhnung. Und der Wunsch zur Manifestation unseres zuvor disharmonischen Zustandes bestand nicht mehr. Mit der Erkenntnis und mit der Veränderung der Situation verschwand das Bedürfnis nach Honig und Salz.

Fleisch und Fleischprodukte. Wenn du Fleisch in seiner ursprünglichen Form zu dir nehmen würdest, könnten dir deine Raubtieranteile sehr schnell bewußt werden. Du müßtest das Tier erst erlegen und dann in rohem Zustand verspeisen. Bei der Arbeit, das Fleisch mit deinen Zähnen zu zerkleinern, würden dir

Die Kartoffel ist sehr Yin-betont und erdend. Dies kommt schon dadurch zum Ausdruck, daß sie ein Nachtschattengewächs ist und unter der Erde wächst. Dies zeigt auch, daß sie dir keine Energie zur Verfügung stellt, sondern dich eher herunterzieht. Früher waren Kartoffeln Wolfgangs Lieblingsspeise. Immer wenn er Probleme hatte und frustriert war, gab es bei ihm eine große Portion Kartoffeln, am liebsten Bratkartoffeln. Danach war er für eine Zeit aus dem Verkehr gezogen, weil er sich irgendwo wie ein Kartoffelsack hinlegen mußte, um diese Nahrung zu verdauen. Uns hat das manchmal an das Märchen *Der Wolf und die sieben Geißlein* erinnert, denn die Kartoffeln lagen ihm so schwer im Magen wie dem Wolf die Wackersteine.

Die Kartoffel zieht dich also sehr in deinem Energieniveau herunter und macht schwerfällig. Dadurch, daß die Schlacken bevorzugt im Atembereich abgelagert werden, helfen die Kartoffeln, wie auch Getreide, insbesondere das Brot, Probleme bei der Kommunikation im Körper zu manifestieren. Der Charakter der Kartoffel ist schwächend.

Getreide. Getreide sind kultivierte Gräser und als Nahrungsmittel sehr weit verbreitet. Getreide ist in fast allen Gegenden der Welt anbaubar. Es zeichnet sich durch eine Zähigkeit aus, die die Körner sehr haltbar macht. Hauptbestandteil des Getreides ist der Mehlkörper, der wiederum zum größten Teil aus Stärke besteht. Der Keimling hat einen hohen Fett-, aber auch einen hohen Eiweißgehalt. Für ihn ist die Stärke bestimmt, denn er nimmt sie zum Keimen. In den Randschichten sind Mineralstoffe und Vitamine, aber auch Fett- und Aminosäuren. Sie werden als Faserstoffe angepriesen, die für unseren Körper zwar nicht verdaulich sind, aber für die Verdauung als nützlich angesehen werden.

Getreide wird meist im erhitzten Zustand als Nahrungsmittel verwendet. Würdest du Getreide in seinem rohen Zustand, unbehandelt zu dir nehmen, würdest du sehr schnell merken, wie sehr du dich durchbeißen mußt, bis du das Getreide schlucken kannst. Das hat auch seinen Sinn. Die Stärke wird nur von dem im Mundspeichel enthaltenen Ptyalin verdaut, wenn du kräftig kaust. Die wenigsten Menschen nehmen das Getreide jedoch aufgrund seiner Härte in diesem Zustand zu sich, sondern höchstens eingeweicht. Hierbei, vor allem, wenn du aus dem Getreide Schrot oder Flocken gemacht hast, geht die Stärke in einen Zustand über, in dem sie vom Mundspeichel nicht mehr aufgeschlossen werden kann. Auch über die Nachteile der Hitzebehandlung haben wir bereits mehrmals gesprochen. Die Lebendigkeit nimmt ab, und die wertvollen Mineralstoffe und Vitamine werden unbrauchbar.

Getreide reagieren zum größten Teil in Deinem Stoffwechsel säurebildend, auch in rohem Zustand. Nur beim gekeimten Korn wird die Stärke in leicht verwertbare Kohlenhydrate umgewandelt. Wie bereits bei der Kartoffel aufgeführt, verschleimen auch alle Getreideprodukte Deine Lunge und alle anderen Schleimhäute.

Vielleicht erkennst du nun den Wert des Getreides. Es steht unserem Stoffwechsel erst dann als lebendige Energie zur Verfügung, wenn es keimt, also begonnen hat, selbst Leben zu bilden. Dann ist es im Grunde kein Getreide mehr, sondern ein Gemüse. Ansonsten nimmst du mit dem Getreide ein Nahrungsmittel zu dir, das zumindest deine Energieversorgung belastet, da Stärke nur sehr schwer verdaulich ist. Dein Körper versauert und geht somit immer mehr in eine Erstarrung über. Typische Symptome sind dabei die sogenannten Verkalkungen und Verschleimungen. Du ziehst dich vom Leben immer mehr zurück und symbolisierst das auf deiner Körperebene durch Erstarrung und eingeschränkte Lungentätigkeit. Aber auch alle anderen Bewegungsabläufe werden immer mehr eingeschränkt, da auch die Gelenke betroffen sind. Die Festigkeit in den Knochen und Zähnen läßt dabei nach, da du für die Verdauung den Kalk aus den Knochen und Zähnen benötigst, aber auch viel Eisen wird dabei verbraucht. Die nicht gelebte geistig-seelische Struktur und Disziplin führen bei deinem Skelett, der Struktur deines Körpers, zu einer Erweichung und bei dem weichen Gewebe zur Verfestigung.

NUDELN. Eine besondere Art der Verwendung von Getreide sind die Nudeln. Hier wird es fein gemahlen, zu einem Teig verarbeitet, dann ausgerollt und als Nudeln geschnitten. Sie werden häufig noch getrocknet und bei Bedarf möglichst weich gekocht, damit sie beim Essen keinen Widerstand bieten. Das Getreide ist durch dieses Verfahren weich geworden. Nudeln werden bevorzugt mit einem guten Sößchen gereicht, damit sie besser rutschen. Aus diesem Grund sind sie auch so tröstend, so anschmiegsam, daß du sie schon fast mit der Breikost vergleichen kannst. Durch die teigige Substanz symbolisieren sie etwas Schwächendes, yin-betontes. Kleine Kinder lieben Nudeln, und Menschen, die im späteren Alter häufig zu Nudeln greifen, sehnen sich wieder nach diesem Alter, in dem sie umsorgt und versorgt wurden und sich mit den Härten des Lebens noch nicht auseinandersetzen mußten. Was wir über Säurebildung, Kochkost und stärkehaltige Nahrungsmittel geschrieben haben, trifft auch hier zu.

Brot. Brot ist ein weit verbreitetes Nahrungsmittel, und viele Menschen wollen es nicht missen. Sie können es sich nicht vorstellen, morgens auf Brot oder ihr geliebtes Brötchen zu verzichten. Brot und Brötchen werden aus gemahlenem oder geschrotetem Getreide hergestellt und mit Wasser und Lockerungsmitteln angesetzt. Je nach Variation kommen weitere Zugaben hinzu. Die Blasenbildung wird durch das Erhitzen erreicht. Kohlendioxyd und Alkohol, beides Abbauprodukte der Hefetätigkeit, bilden durch die Blähung des Teiges dieses lockere Gerüst. Das Klebereiweiß des Getreides gerinnt, so daß das Gerüst stabil bleibt. Die Stärke im Brot verkleistert vollständig. Durch die Hitzeeinwirkung entsteht eine Kruste. In Deutschland werden weit über 200 verschiedene Brotsorten hergestellt.

Vieles von dem, was wir bei Getreide und Nudeln bereits angesprochen haben, trifft auch bei Brot zu. Die schwere Verdaulichkeit der Stärke, die durch den Erhitzungsprozeß verkleistert, und die des Eiweißes, das durch Erhitzen denaturiert ist, zeigen, daß Brot ein säurebildendes Nahrungsmittel ist. Die vermeintlich wertvollen Mineralstoffe sind wieder anorganisch geworden und für den Körper nicht verwertbar. Das Brot müßte, um einigermaßen verdaulich zu werden, ohne Beilage gegessen und mindestens siebzigmal gekaut werden, damit im Mundspeichel genügend Ptyalin gebildet würde. Doch wer ißt schon sein Brot heute noch trocken?

Es bietet sich geradezu an, mit Beilagen gegessen zu werden, und genau das erschwert die Verdauung zusätzlich. Die Ausnutzung ist bei Brot sehr gering und die Ablagerungen im Körper sind entsprechend hoch, da selbst die aufgenommenen Stoffe für deinen Körper größtenteils nicht verwertet werden können. Du wählst mit Brot einen Lieferanten von Energie, der dich intensiv verschlackt und der Erstarrung näher bringt. Zusätzlich brauchen alle säurebildenden Nahrungsmittel ständig Substanzen aus dem Körper, die sie abpuffern, also neutralisieren. Hierfür wird beispielsweise das Calcium aus dem Knochen benötigt. Du nimmst also nicht nur Minderwertiges auf, sondern läßt dir zusätzlich noch von deiner Substanz etwas wegnehmen. Genau dieses Prinzip solltest du nun auch einmal in deinem geistig-seelischen Bereich überprüfen. Was nimmst du dort zu dir und wie hoch ist dein Aufwand, um es zu verdauen? Wieviel davon lagerst du in deinem Unterbewußtsein ab? Wofür verbrauchst du deine Lebensenergie?

SÜßIGKEITEN. Dies ist ein Bereich, der sehr weitgespannt ist. Es gibt sehr viele Untergruppen: isolierter Zucker, Honig, alle Arten von Bonbons, Schokolade, Törtchen und Torten, aber auch die sogenannten gesunden Süßigkeiten, die nur mit Honig hergestellt sind und aus Vollgetreide bestehen. Hierbei hat sich die Süßigkeit nur den Deckmantel des Natürlichen angezogen und stellt so den Wolf im Schafspelz dar.

Die meisten dieser Naschereien bestehen zu einem großen Teil aus isoliertem Zucker. Honig ist auch ein isolierter Zucker. Er ist ein Produkt, das bearbeitet und damit verändert wurde, wenn auch nicht vom Menschen, sondern von der Biene. Hast du dir schon einmal Gedanken darüber gemacht, was für Folgen der Honigkonsum für die fleißigen Bienen hat? Die sogenannte Vollwertküche verschwendet bedenkenlos pfundweise den Honig zur Herstellung von wertlosem Gebäck. Den Bienen wird dann lieblos das Zuckerwasser als Ersatznahrung angeboten, damit sie über den Winter kommen. Wir Menschen wundern uns dann, daß ganze Stämme durch Milbenbefall aussterben.

Die Problematik des isolierten Zuckers ist dir bereits bekannt, er braucht zu seiner Verarbeitung in deinem Körper Vitamin B 12 und Calcium, damit er überhaupt verwertet werden kann. Der Zucker, den du in deinen Organismus aufnimmst, ist aus seinem natürlichen Verbund herausgerissen. Du nimmst, da die Wirk-

und Vitalstoffe nicht vorhanden sind, leere Kalorien zu dir. Wir haben die Kohlenhydrate bereits im letzten Kapitel als das Liebesprinzip dargestellt. In dieser isolierten Form stellt es aber mehr ein amputiertes Liebesprinzip dar, denn es raubt deinem Körper ja Stoffe, statt ihm welche zur Verfügung zu stellen. Deine Lebendigkeit und die natürliche Struktur deines Körpers gehen dabei zugrunde. Wahre Liebe ist etwas Aufbauendes, nichts Zerstörendes.

Du hast das innere Sehnen, die Liebe in deinem Leben in Fluß zu halten, du möchtest sie geben, aber auch erhalten. Mit Süßigkeiten machst du dieses aber auf einer sehr unerlösten und gesundheitsschädigenden Ebene. Da dieser Mangel sogar der Industrie schon aufgefallen ist, preist sie ihre Süßwaren immer mehr mit Werbung an, in der Gesundheit und Natürlichkeit vorkommen.

Ein weiteres Problem besteht noch, wenn du, wie bei Torten und Kuchen, zusätzlich in Backmischungen Eiweiße, Fette und Kohlenhydrate mischst, diese auch noch erhitzt oder sogar mit Dosenfrüchten und Sahne garnierst. Damit stellst du dir ein »Verwöhnprogramm« zusammen, das du kaum noch verdauen kannst. Hier kennt die Denaturierung und Pervertiertheit fast keine Grenzen mehr.

Wir stellen dir zum Ende dieses Kapitels noch eine Sorte Lebensmittel vor, wo du der Liebe, die du im Grunde durch die Süßigkeiten aufnehmen willst, schon ein bedeutendes Stück näherkommst. Wenn du aber das Prinzip voll erkannt hast, wirst du dich auch der Liebe auf einer höheren Ebene öffnen können. Du kommst dann der Grenzenlosigkeit schon sehr nahe.

GEWÜRZE. Sie gibt es in den verschiedensten Variationen. Im Supermarkt stehen viele Regale voll mit den unterschiedlichsten Gewürzen. Es sind heimische Gewürze, aber auch welche aus den fernsten Ländern. Diese haben meist jedoch nicht mehr den Duft der großen weiten Welt an sich, den haben sie beim Trockenvorgang bereits ziemlich eingebüßt. Du kannst Gewürze jedoch auch frisch kaufen – im Gemüseladen oder auf dem Markt.

Die Gewürze versprechen dir, dein Leben anzureichern. Die einen bringen dir die Schärfe und den Pep, nach denen du dich vielleicht schon immer gesehnt hast, andere das Pikante; aber auch die Süße und der Drang nach Saurem zeigen dir, daß du im stillen eine Sehnsucht nach Änderung und Abwechslung in deinem Leben hast. Bei der denaturierten Nahrung ist es kein Wunder, daß der Mensch auf den Gedanken kam, durch Gewürze die Trostlosigkeit des Essens zu verdecken. Sie täuschen etwas vor, was im Essen nicht mehr vorhanden ist. Kaum eine der üblichen Speisen würde gegessen, wenn es nicht gewürzt wäre. Stelle dir einmal Wurst ohne Gewürze vor. Du würdest dich niemals an Gewürzen satt essen. Also sind sie ein Hilfsmittel, um minderwertige Nahrung wertvoll erscheinen zu lassen. Wahre, natürliche Nahrung braucht nichts vorzutäuschen, da sie eine Anmut und eine Einzigartigkeit hat, die für sich sprechen.

An deiner Neigung, zu bestimmten Gewürzen zu greifen, kannst du dir deine innersten Sehnsüchte bewußt machen. Du lebst in einem Rhythmus, und dieser ist dir eventuell schon sehr zur Gewohnheit geworden. Vielleicht ist es an der Zeit, dich jetzt zu fragen, was du wirklich willst. Deine Neigung zu den Gewürzen kann dir Auskunft darüber geben, wonach du dich im Innersten sehnst. Wenn du bereit bist, dem Ruf deiner Seele zu folgen, in dich hineinzuhören und dann das Erfahrene in dein Leben umzusetzen, wirst du zu einer Ursprünglichkeit kommen, in der das Verstekken der Wahrheit durch Überdecken mit Gewürzen keinen Raum mehr hat.

Gemüse. Es ist nun die erste Art der Nahrung, die du bedenkenlos, zumindest überwiegend, auch roh zu dir nehmen kannst. So bist du der Ursprünglichkeit schon sehr nahe. Mit Gemüsen und Salatsorten hast du eine Fülle und Abwechslung, nach der sich dein Herz und deine Seele schon immer gesehnt haben. Du bekommst, wenn du sie ungewürzt zu dir nimmst, einen viel ausgeprägteren Geschmackssinn, so daß du bei dieser ursprünglichen Nahrung die Schärfe, das Pikante, das Süße und das Saure erkennst. Du kannst schwelgen in einer Vielfalt von Farben, von Gerüchen und Eindrücken. Je weniger du Gemüse würzt, um so mehr sensibilisierst du deine Geschmacksnerven. Dabei kann es dann geschehen, daß dir das eine oder andere zeitweise nicht schmeckt. Du beginnst, immer mehr ein Gespür dafür zu bekommen, was du aufnehmen willst und was nicht. Hierzu wirst du noch mehr lesen können bei den verschiedenen Rohkostarten im nächsten Kapitel. Die Energie aus Gemüse kannst du zu 70 Prozent für deinen Körper nutzen, du brauchst nur etwa 30 Prozent für die Verdauungstätigkeit.

Als Übergangsnahrung ist knackig gedämpftes Gemüse zu empfehlen. Es enthält, bei sehr kurzer Garzeit, noch genügend Lichtphotonen, die Seele ist also noch nicht ganz entwichen. Außerdem kannst du dabei noch ein wenig Biß zeigen.

Obst. Dies ist eine köstliche Möglichkeit, sich das Leben zu versüßen. Es verwöhnt unseren Geschmackssinn mehr als das Gemüse. Bei den Früchten hast du das Liebesprinzip in der reineren Form. Du gibst dich bei Obst nicht mit raffinierten, leeren Kalorien ab wie bei den Süßigkeiten. Zu jeder Jahreszeit kannst du zwischen einer Vielzahl von Früchten wählen, die dir das Liebesprinzip, die Glukose, schnell zuführen. Obst ist am leichtesten verdaubar. Du kannst 90 Prozent Energie für deinen Körper nutzen und erhältst die Bausteine der Ernährung in einem sehr natürlichen Verbund, so daß du diese Energie auch schnell zur Verfügung hast. Die Nährstoffkombination beim Obst deckt am ehesten unseren wirklichen Bedarf, daraus ist ersichtlich, wie sehr der Mensch für die Liebe geschaffen ist.

Du erhältst mit rohem Obst und Gemüse alle Nährstoffe, die du für deinen Körper brauchst. Die Mineralstoffe sind bei beiden in organischem Verbund, so daß du diese in deinem Körper optimal verwerten kannst. Die Vitamine sind ursprünglich. Die Ernährung mit Obst und Gemüse in rohem Zustand gibt dir die Möglichkeit, deinen Säure-Basen-Haushalt optimal zu unterstützen.

Du siehst aus diesem Kapitel, wie sehr sich die Nahrung unserer Zivilisation von der Natürlichkeit abgewandt hat. Aus den ursprünglich natürlichen Lebensmitteln wurde die Ernährung immer mehr »verfeinert«. Damit entfernte sich der Mensch aber auch immer mehr von der Ursprünglichkeit – spätestens mit Einführung der Hitzebehandlung.

Es steht dir frei, zu wählen, was du an Nahrung zu dir nehmen willst. Sei dir aber bewußt, daß du damit mehr bewirkst, als nur satt zu werden. Du manifestierst damit ständig geistig-seelische Inhalte. Du wolltest auf dieser Welt einen Tempel bauen, eine Stätte, in der du dein göttliches Wesen ausdrücken kannst. Spüre in dich hinein und entscheide selbst, welche Bausteine du für dieses große Werk verwenden möchtest. Es liegt an dir, dich jederzeit dazu zu entscheiden, die beste Qualität zu wählen. Frage dich einmal in einer stillen Stunde, wie sehr du dich selbst liebst und ob das Beste für dich nicht gerade gut genug ist.

# Die Prinzipien verschiedener Ernährungsformen

Eine der ganz großen Fragen, die wir nicht allgemein beantworten können, ist die: Welche Ernährung ist gerade jetzt die richtige für dich? Es gibt eine Fülle von Ernährungsformen, und alle haben ihre Berechtigung, ansonsten würden sie keine Anhänger finden, die sie durchführen. Mit jeder dieser Ernährungsformen sind bestimmte Bedürfnisse zu befriedigen. Menschen, die sich für eine Form entscheiden, gleichgültig, ob bewußt oder unbewußt, haben, solange sie diese Ernährung durchführen, auch Resonanz zu den Prinzipien, die diese Ernährungsform repräsentieren. Jede dieser Möglichkeiten hat Vor- und Nachteile, und es liegt an dir, dich für diejenige zu entscheiden, die deinen Bedürfnissen am ehesten entspricht.

Eine weitere Frage ist auch nicht einheitlich zu beantworten: Welche Nahrung ist dem Menschen ursprünglich bestimmt? Ist er ein Früchte-, ein Körner-, ein Pflanzen- und Kräuter-, ein Fleisch- oder ein Allesesser? Ganz sicher ist jedoch die Tatsache, daß das Erhitzen ursprünglich nicht vorgesehen war.

Wir haben im Laufe des Buches versucht zu erklären, daß Ernährung nicht nur auf das Sattwerden im körperlichen Bereich ausgerichtet sein sollte. Auf der materiellen Ebene gibt es bestimmte Richtlinien, die für eine optimale Ernährung wichtig sind: Deine Nahrung sollte naturbelassen sein, frei von Giften, möglichst leicht und schnell zu verdauen, und sie sollte dir auch ein sinnliches Vergnügen bereiten. Genau die gleichen Merkmale kannst du aber auch von deiner geistig-seelischen Nahrung erwarten, damit du den größten Nutzen davon hast. Nicht die Quantität, sondern die Qualität sollte für dich entscheidend sein.Meist wird auf der körperlichen, wie auf der geistig-seelischen Ebene die benötigte Menge überschätzt. Ein Zuviel führt häufig zu Verdauungsproblemen.

Viele Ernährungsformen versprechen, dich von irgendwelchen Krankheitssymptomen heilen zu können. Dies scheint in bestimmten Fällen auch nachweisbar zu sein. Doch Heilung hängt immer mit Heilwerden im geistig-seelischen Bereich zusammen, also mit einem Bewußtseinsprozeß. Keine Ernährung kann dich letztlich heilen, aber jede Ernährungsform kann ein Meilenstein für dich sein, dir etwas bewußt zu machen und damit ein geistiges Prinzip zu erfahren. So wirst du dich parallel auf den einzelnen Ebenen »durchessen« und dir Wachstum ermöglichen.

Zivilisationskost. Sie wird wohl überall am häufigsten praktiziert. Du kannst sie ohne große Probleme durchführen und bekommst sie in den meisten Hotels und Restaurants. Ein weiterer großer Vorteil ist, daß viele Nahrungsmittel, die du verwendest, haltbar sind und gut gelagert werden können. Du hast auch eine große Auswahlmöglichkeit, die du bei der Zubereitung einsetzen kannst; alle Arten der Hitzeeinwirkung sind erlaubt, das Kochen, das Backen, das Dämpfen. Auch Rohkost kannst du dabei zu dir nehmen, aber der Prozentsatz ist gering, und sie wird oft in dieser Kombination angeblich nicht vertragen. Es wird eine »ausgewogene« Ernährung empfohlen, in der alles enthalten ist, was du in einem Supermarkt kaufen kannst.

Es gibt aber auch gravierende Nachteile bei dieser Zivilisationskost. Das Raffinieren, das Konservieren, das Einfrieren, das Salzen, also alle Arten der Haltbarmachung sind für die Gesundheit nicht zuträglich. Die scheinbaren Vorteile sind also für den Endverbraucher gar keine. Ein gravierender Nachteil ist das Kochen, das die Nahrung in ihrem Wert sehr mindert. Die Vitamine verändern sich, organische Mineralstoffe verwandeln sich wieder in anorganische, und die Kost macht Körper, Geist und Seele sauer. Die Vielfalt der Speisen stört die Verdauung. Durch das Mischen und Würzen wird mengenmäßig zuviel gegessen, da der Nahrungsinstinkt verloren geht.

Im Grunde ist diese Ernährung eine üppige Mangelkost, die deinen Körper immer mehr verschlackt. Diese Nahrung führt dich in »Teufels Küche«. Du erstarrst immer mehr, wirst immer mehr zu

Materie. Das hat Parallelen zum heutigen Denken, das teilweise auch sehr starr und unflexibel ist, und zu der Umweltsituation. Auch hier nimmt der Müll, genau wie in deinem Körper, immer mehr zu. Die Flüsse und Seen sind ebenso verschmutzt wie deine Körperflüssigkeiten. Auch hier ist es nur eine Frage der Zeit, wann es zu einer Katastrophe kommt. Du verbrauchst bei dieser Nahrung eine Menge Energie durch erschwerte Verdauung, Störungen in deinem Organismus, die kompensiert werden müssen, und erschwerte Ausscheidung – Energie, die du für viel schönere Tätigkeiten verwenden könntest.

Schonkost, Breikost, Diät, Fast food. Im Grunde sind dies keine eigenständigen Kostformen, sondern pervertierte Auswüche der üblichen Zivilisationskost. Du kannst deinen Darm nicht heilen oder in seine innere Ordnung zurückführen, indem du ihm eine *Schonkost* anbietest. Du stellst ihn dadurch zwar ruhig, das Krankheitsgeschehen wird dabei aber verharmlost. Du verdrängst das ursprüngliche Problem, das eigentlich von dir gelöst werden sollte.

*Breikost* ist beliebt bei Menschen, die sich nicht mehr durchbeißen wollen, oder die es noch nicht müssen. Du findest diese Form bei Kleinkindern vor, für sie ist diese Ernährung, solange sie keine Zähne haben, durchaus angemessen. Mit der Zahnbildung einhergehend entwickelt sich die Fähigkeit, Probleme lösen zu können, und damit schwindet die Berechtigung für Breikost. Viele Menschen lieben es aber weiterhin weich. Pudding oder wärmende Suppen sind sehr begehrt, denn sie brauchen nur geschluckt zu werden. In Problemsituationen neigt mancher dazu, lieber weiche Nahrung zu sich zu nehmen. Bevorzugt im Alter ist dann der Wunsch, sich nicht durchbeißen zu wollen, sehr stark. Nicht umsonst verlieren viele Menschen ihre Zähne – ein Zeichen dafür, daß sie sich nicht mit ihrer Aggression auseinandersetzen wollen.

*Diäten* verlangen von dir, daß du bestimmte Nahrungsmittel weglassen sollst. Einschränkung und Hungern stehen meist im Vordergrund, da es dabei oft um das Gewichtsproblem geht. Dabei entsteht ein ständiger Kampf mit den Kalorien. Du kannst auf diesem Weg keine nachhaltige Änderung herbeiführen, weder auf der körperlichen noch auf der seelisch-geistigen Ebene. Du setzt viel Energie ein, die dich jedoch nicht an das Ziel führt, das du anstrebst. Du bist am Ende nur noch mehr frustriert.

*Fast food:* Hierunter werden alle Nahrungsangebote zusammengefaßt, die für den schnellen Verzehr gedacht sind. Das Spektrum reicht vom üblichen Schnellimbiß mit Bratwurst und Pommes frites über alle Pizza-Varianten und andere ausländischen Gerichte, die »Spezialitäten« vom Pappteller anbieten bis hin zu zentral organisierten Kettenbetrieben, die ihre Verkaufsstellen in ganz Deutschland verteilt haben. Hunderttausende von Menschen ernähren sich so täglich zumindest einmal am Tag. Das ist der Hetze im Beruf angepaßt und zusätzlich auch noch finanziell günstig.

Die angebotenen Nahrungsmittel haben jedoch nur einen geringen ernährungsphysiologischen Wert und sind sehr vitalstoffarm. Du kannst dir selbst ein Bild davon machen, was es auf geistig-seelischer Ebene bedeutet, so minderwertige Waren aufzunehmen.

MAKROBIOTIK. Das heute praktizierte System der Makrobiotik entstand ursprünglich in Japan und basiert auf der Yin-Yang Philosophie. Alle Nahrung wird in dieses Yin und Yang eingeteilt: heiß und kalt, süß und salzig. Getreide ist eines der Hauptnahrungsmittel. Weiter werden viel Salz oder salzhaltige Gewürze verwendet. Das »Yangisieren« von Nahrungsmitteln, beispielsweise durch Kochen, gehört auch zu dieser Kostform. Es wird kaum rohes Gemüse und Obst verwendet, weil dieses stark Yin ist. Auch das Zuführen von Wasser wird sehr eingeschränkt.

Uns erscheint diese Ernährungsform als sehr »saturnin«, als wenig sinnlich. Sie hat uns keine übermäßige Freude und Vergnügen bereitet. Uns hat dabei die Leichtigkeit gefehlt, auch der Instinkt oder die Intuition wurde uns versalzen. Dafür gibt es eine riesige Philosophie, mit der du dich mit Disziplin auseinander setzen kannst.

AYURWEDISCHE KÜCHE. Ayur heißt Leben und Weda die Wissenschaft. Es geht hierbei also um eine Wissenschaft des Lebens. Sie sieht die Nahrung als eine Energieform, die aufgenommen wird und die dir dann Lebenskraft zur Verfügung stellt. Als Grundidee sieht sie die drei Elemente Körperluft, Galle und Schleim. Diese sind im Menschen, aber auch in der Nahrung enthalten. Du kannst nun, je nach deinen Bedürfnissen, die in dir herrschende Temperamentslage mit deiner Nahrung beeinflussen. Die Qualität der Nahrung wird unterteilt in heiß, kalt, heiß-ölig, heiß-trocken, kalt-ölig und kalt-trocken; jede Nahrungsart beeinflußt dein inneres Milieu entsprechend. In diesem System spielen für die Nahrungswahl auch die Tages- und die Jahreszeit eine Rolle.

Gewürze werden als Helfer der Verdauung angesehen, die sehr wichtig sind. Es wird erkannt, daß die Gewürze und Kräuter »Chemie« sind, die unseren Stoffwechsel mit ihrer Droge beeinflussen können. Aus diesem Grund ist auch eine genaue Kenntnis der Gewürze wichtig, um sie richtig einsetzen zu können. Milch ist ein göttliches Getränk und wird in vielen Variationen, auch in Süßspeisen, verwendet.

Uns erscheint diese Kostform als sinnlicher, sonniger als die Makrobiotik. Es wird dabei jedoch viel gekocht und gemischt, mit all den Nachteilen, die wir bereits beschrieben haben. Auch hier steht ein kompliziertes System dahinter, das für eine natürliche Ernährung nicht unbedingt notwendig ist. Es legt viel Wert auf organisch gewachsene Nahrungsmittel, die nach Möglichkeit eigenhändig zubereitet werden sollen, da du selbst am besten spürst, was für dich gerade am zuträglichsten ist.

WAERLAND-KOST. Dies ist eine Lacto-vegetabile Kost, die soweit wie möglich biologisch sein sollte. Es dürfen keine Schädlingsbekämpfungsmittel und kein Mineraldünger bei der Produktion der Nahrungsmittel verwendet werden. Hauptbestandteile dieser Ernährung sind Getreide, Gemüse und Milchprodukte. Es wird viel Frisches angeboten, aber auch gekocht. Obst spielt keine entscheidende Rolle.

BIRCHER-BENNER. Dies ist eine vegetarische Kostform, bei der auch Getreide und einige Milchprodukte erlaubt sind. Nicht erlaubt sind Zucker, Weißmehl und Konservierung der Nahrungsmittel. Salz und Gewürze sollen sparsam verwendet werden. Es wird empfohlen, frische pflanzliche Kost zu essen. Der Rohkostanteil sollte über 50 Prozent liegen. Ein bekannter Teil dieser Ernährungsform ist das Bircher-Benner-Müsli, eine Mischung aus Getreideflocken, Samen und Nüssen.

Vollwerternährung. Die Vollwerternährung legt Wert auf viel Rohkost. Es gibt sogar die Möglichkeit, nur Frischkost zu essen, die aber angemacht werden darf. Dr. Bruker prägte den Satz: »Je kranker der Mensch, desto mehr Rohkost muß er zu sich nehmen«, was zeigt, daß er den Wert der Rohkost auch bei der Vollwerternährung sieht. Grundzüge der Vollwerternährung sind: kein Zucker, keine Auszugsmehle, keine raffinierten Fette und Öle und keine Säfte. Getreide wird auch hier viel eingesetzt. Der Frischkornbrei, der aus geschrotetem Getreide besteht, sollte an keinem Tag fehlen. Salate, Obst und rohes Gemüse spielen eine große Rolle und sollen vor dem gekochten Essen verzehrt werden. Auch bei dieser Kostform wird eine begleitende Ideologie angeboten, die Umweltprobleme, biologischen Anbau, natürliche Kleidung, Baubiologie und vieles mehr einschließt.

Die heute praktizierte Vollwerternährung ist auf dem besten Weg, in die Fußstapfen der Zivilisationskost zu treten. Die Zubereitung wird immer üppiger, immer mehr Zutaten werden bei einer Mahlzeit verwendet und fleißig miteinander gemischt. Alle Arten der Hitzebehandlung sind erlaubt und werden auch ausgiebig genutzt.

Unserer Meinung nach ist die Ursprünglichkeit der Idee bereits verlorengegangen. Unter dem Deckmantel der Vollwertigkeit beherrscht die Zivilisationskost weiterhin die Küche und die Menschen. Viele Produkte, die heute als vollwertig angeboten werden, sind wieder industriell hergestellt, eine weitere Gefahr, die Grundidee zu verwässern.

Vegetarismus. Grundsätzlich ist allen vegetarischen Richtungen die Achtung der Tiere gemeinsam, das heißt, es soll kein Tier für menschliche Nahrung getötet werden. Es gibt mehrere Gruppen, je nach Einstellung, was gegessen werden darf. Die einen nehmen nur rein pflanzliche Kost zu sich, andere haben ihren Speisezettel zusätzlich mit Milch, Milchprodukten und/oder Eiern als Nahrungsmittel erweitert.

Es gibt die verschiedensten Gründe, warum sich jemand zu einer vegetarischen Kost entscheidet: Bei den ethischen Gründen steht die Achtung vor dem Tier, bei den kulturellen Gründen die Auffassung, daß der Mensch für Fleischnahrung nicht geschaffen ist, bei den ökonomischen Gründen der Gedanke, daß pflanzliche Nahrung mit weniger Energieaufwand gewonnen wird, im Vordergrund. Es gibt noch die Vegetarier, bei denen es inbesondere um die persönliche Gesundheit geht. Die Gruppe, die als Puddingvegetarier bezeichnet wird, hat meist nur Fleisch von der Speisekarte gestrichen, und macht sich um die Ernährung weiter keine Gedanken. Hier besteht die Gefahr von Mangelerscheinungen.

Grundsätzlich wird bei der vegetarischen Kost viel gekocht, und häufig wird krampfhaft nach Ersatznahrungsmitteln gesucht, die das fehlende Fleischeiweiß ersetzen, beispielsweise Sojaprodukte. Dabei geschieht es oft, daß die Menschen wieder zuviel denaturiertes Eiweiß aufnehmen. Auch Getreide spielt bei den Vegetariern eine große Rolle.

Wir fahren mehrmals in der Woche in die Pfalz, um dort in der Heide zu joggen. Wir haben oft beobachtet, wie dort Gemüse und Salat geerntet werden. Mit großen Messern laufen die Landarbeiter durch die Felder und schlagen die Köpfe der ausgewachsenen Pflanzen ab. Danach sieht es dort aus wie auf einem »Schlachtfeld«. Für uns ist dies genauso brutal wie das Töten von Tieren. Wer sich mit dem Leben der Pflanzen intensiver beschäftigt, der weiß, daß sie auch eine Seele und Gefühle haben und daß sie genauso Schmerzen empfinden können wie andere Lebewesen.

Wir hatten vor einiger Zeit mit einem Zigeuner Kontakt, der uns erzählte, wie die heilkundigen alten Frauen die Heilkräuter sammeln. Sie ernten nur das, was notwendig ist, verstecken das Messer, nehmen Kontakt mit der Seele der Pflanze auf und bitten sie um Verzeihung. Dann zücken sie blitzschnell das Messer und schneiden einige Teile der Pflanze ab. Damit wollen sie ihr so wenig Schmerz wie möglich bereiten.

Mit dieser Geschichte wollen wir dich anregen, über den Unterschied nachzudenken zwischen dem Töten eines Tieres und dem Töten einer Pflanze. Wir hören verschiedentlich die Meinung, daß es unethisch sei, Tiere zu schlachten, da sie höher entwickelt sind als Pflanzen. Wer mag das beurteilen?

Verschiedene Rohkostarten. Nur reine Rohkost zu essen wird heute oft als radikal bezeichnet. Doch was bedeutet radikal? Im urprünglichen Sinn heißt dieses Wort: an die Wurzel gehend! Alle Probleme können eigentlich nur wirklich an der Wurzel gelöst werden. Auch eine Therapie, die nicht an die Wurzeln geht, ist nicht heilend, sondern eine Symptombehandlung. Es wird nur die Spitze des Eisberges beseitigt, nicht aber das, was unter der Oberfläche ist und weit gefährlichere Auswirkungen hat.

Alle Rohkostformen haben eines gemeinsam: Die Nahrung wird möglichst wenig behandelt, sie bleibt in ihrer ursprünglichen Ordnung. Das Verändern der Nahrung wird als Wurzel von Krankheit angesehen. Unterschiedlich ist die Auffassung, was gegessen werden soll oder darf. Die einzelnen Unterschiede beschreiben wir später.

Symbolisch bist du, wenn du ursprüngliche, also unveränderte Nahrung zu dir nimmst, der »Wahrheit« näher. Alles, was verändert wurde, ist eben nur eine Teilwahrheit! Wenn du der Lebensenergie sehr nahe bist, fordert sie auch einiges von dir. Übertragen auf die Ernährung bedeutet dies: Wenn du reine Rohkost zu dir nimmst, wird sich in deinem Leben einiges verändern. Du kannst Umstellungsschwierigkeiten bekommen, die aber eine Heilkrise sind. Dein Körper wirft all das tote Material heraus, das er nicht gebrauchen kann. Deinen ganzen Ballast gibst du dabei ab, das verursacht jedoch auch öfter Angst. Werde ich dann nicht zu dünn? Viele Rohköstler sind sehr schlank, ihr Gewicht liegt oft unter dem, was in der Medizin als ideal angesehen wird. Du kannst Suchtphasen haben, in denen du einen unwiderstehlichen Drang danach verspürst, wieder Kochkost oder andere Nahrungsmittel zu dir zu nehmen. Das ist eine wundervolle Gelegenheit, deiner wirklichen Sehnsucht auf die Spur zu kommen. Die Lebensenergie fordert dich heraus! Sie gibt dir die Gelegenheit, dich zu reinigen. Probleme und Krisen sollten dir immer ein Zeichen sein, daß sich etwas verändert, daß du lebendig bist. Unangenehm fühlt sich nur dein eigener Widerstand gegen das Leben an. Du kannst deinen Heilwerdungsprozeß mit ursprünglicher Nahrung sehr unterstützen und damit manches Problem früher loslassen.

Da vielen Rohkostanhängern die Umstellung zu radikal erscheint und sie oft nicht bereit sind, bewußt unterstützend an ihrer seelisch-geistigen Entwicklung zu arbeiten, sondern Gesundheit nur auf den Körper und dessen Ernährung beziehen, gibt es einige Übergangsformen, bei denen teilweise auch Gekochtes erlaubt ist. Allgemein wird das Würzen und vor allem das Salzen jedoch abgelehnt. Je naturbelassener, desto besser. Bei den Übergangsformen sind frische Kräuter zum Würzen erlaubt.

Es gibt auch bei der Rohkost nur eine Form, die jetzt für dich die richtige ist, nämlich deine eigene, die du selbst herausfindest. Du hast jederzeit die Freiheit, dich neu zu entscheiden, dich immer wieder auf dieses Abenteuer einzulassen.

Erlaubt sind vor allem: alle Obstsorten, Gemüse und Salate, Nüsse und Samen. Je nach Einstellung auch roher Fisch, rohes Fleisch und rohe Eier.

*Vitalernährung:* Begründerin ist Jamila Peiter. Diese Ernährung ist eine Rohkostform, die das Hauptgewicht auf Gemüse und Salate legt, die in möglichst unangemachtem Zustand gegessen werden. Auch Obst, Samen und Nüsse sind erlaubt. Sie wird als Kur oder als Lebenslösung angeboten, rohes Fleisch und Fleischprodukte werden abgelehnt. Da die Umstellungsschwierigkeiten erkannt wurden, werden Übergangslösungen gesucht, um die Probleme abzuschwächen.

*Instinktkost:* Begründer ist Guy Claude Burger. In seiner Kost sind auch rohes Fleisch, roher Fisch und rohe Eier erlaubt. Wir hatten bereits einmal angesprochen, daß der Instinkt eine große Rolle spielt. Es wird davon ausgegangen, daß er sich bei naturbelassener Nahrung wieder entwickelt und so mit dem Geruchs- und dem Geschmackssinn das richtige Essen instinktiv ausgesucht wird. Es sollte ein größeres Angebot an Lebensmitteln vorhanden sein, damit auch eine Auswahl getroffen werden kann. Würzen ist nicht erlaubt.

*Sonnenkost:* Hierbei steht im Vordergrund das Obst. Erlaubt sind weiter auch Gemüse, Samen und Nüsse. Fleisch und Tierprodukte werden abgelehnt. Obst mit seinem hohen Zuckeranteil kommt dem Liebesprinzip am nächsten. Sonnenenergie spielt bei dieser Kost eine entscheidende Rolle. Alle Nahrung sollte also im Freien, bei Sonnenlicht, gewachsen sein. Gewürze werden abgelehnt. Die Nahrung setzt sich im Idealfall aus 80 Prozent Obst, 10 Prozent Gemüse und 10 Prozent Samen und Nüssen zusammen. Da im Obst alle Nährstoffe enthalten sind, könntest du ohne Bedenken auch eine hundertprozentige Obstkost zu dir nehmen.

Wir haben dieses Buch geschrieben, damit du Fasten und Essen als Begleitung mit auf deinen Weg nehmen kannst, um bewußter zu werden. Bewußtseinserweiterung bedeutet ständige Aufnahme von Neuem in dein Leben. Wir haben dir manche Anregungen gegeben, die dir deinen Weg erleichtern können. Es geht weder um die Beurteilung der Nahrung noch um die Beurteilung von Menschen, die sich in einer bestimmten Form ernähren. Du kannst mit all diesen Hinweisen deinen eigenen Weg überdenken und dich dann entscheiden, ein Stück auf dem Individuationsweg weiterzugehen. Dieses Buch kann dir eine Hilfe dabei sein. Bei all dem Beschriebenen brauchen wir dir nicht unbedingt zu sagen, ob wir dir die Rohkost empfehlen oder nicht. Entscheide du, wieviel Wahrheit du in deinem Leben zulassen willst. Wir haben für uns die Entscheidung getroffen und erfahren, daß uns diese Kost hilft. Es ist die Ernährungsform, die uns zur Zeit entspricht.

Wir kennen auch die Problematik, die mit einer Umstellung zusammenhängen kann, und wissen, daß dieser Weg nicht unbedingt immer leicht ist. Wir sehen aber auch die schönen Dinge, die unser Leben enorm bereichern. In unserer Arbeit haben wir herausgefunden, daß eine Kombination von Ernährungsumstellung und gleichzeitig das Bemühen um Selbsterkenntnis, die besten Ergebnisse beschert, denn in diesem Fall bist du auf mehreren Ebenen bereit, Änderungen herbeizuführen.

Das Leben ist ein Abenteuerspiel, bei dem du auf die Suche gehen kannst nach deinem inneren Schatz, deinem Potential, das darauf wartet, endlich befreit zu werden.

Viele ältere Menschen, die wir kennen, haben den Jungbrunnen Ernährung entdeckt und machen auch begeistert Körperübungen. Du kannst immer, zu jeder Zeit, etwas in dir und deinem Leben verändern, wenn du nur willst.

Jede Änderung in Richtung Rohkost bringt dich deinem Ziel ein Stück näher, egal auf welcher Ebene du es siehst, denn sie wird dich immer mit der Wahrheit, mit der universalen Lebensenergie in Kontakt bringen.

# Prometheus: Griechische Mythologie in der heutigen Zeit

Du wirst dich sicher fragen, was das bedeuten soll – was hat das Thema Essen mit der sagenumwobenen Gestalt von Prometheus zu tun? Nun, in diesem Mythos ist verschlüsselt die Essenz von dem enthalten, was wir dir auf vielen Seiten versucht haben zu erklären. Sie ist in Symbolen und Bildern versteckt und nicht so offenkundig und oberflächlich wie ein Tatsachenbericht in der Zeitung. Deshalb möchten wir dir zum Abschluß hier einmal beleuchten, was die alten Griechen schon wußten, nämlich, daß sie sich weit entfernt hatten von den Göttern.

Prometheus (griech. = der Vorausdenkende, der Vorauswissende) ist ein Titan, also ein früherer Gott, der seiner Macht enthoben ist. Zusammen mit einem seiner Brüder, Epimetheus (der im nachhinein Lernende, der durch Schaden klug Werdende), kämpfte er an der Seite der neuen Olympischen Götter gegen die übrigen Titanen, deren Anführer Kronos war. Denn er sah bereits den Ausgang der Erhebung des Zeus gegen Kronos voraus und wollte auf der Siegerseite sein.

Zeus, der Göttervater, gestattete ihm zur Belohnung, sich der sterblichen Menschen anzunehmen, die wie Traumgestalten umherliefen und sich der Schöpfung nicht zu bedienen wußten. Prometheus lehrte sie, den Auf- und Niedergang der Gestirne zu beobachten, er brachte ihnen Schreiben und Zählen bei, zeigte ihnen, wie sie Ochsen ans Joch spannen und zur Arbeit gebrauchen konnten und wie Pferde an Zügel und Wagen gewöhnt werden. Durch seine Hilfe erfanden die Menschen auch Boote und Segel, um das Wasser zu befahren. Und er lehrte sie noch vieles mehr.

Eines Tages jedoch zog sich Prometheus den Zorn des Göttervaters Zeus zu, weil er ihn überlistet hatte. Unter den Menschen war ein Streit ausgebrochen darüber, welcher Teil eines Rindes den Göttern geopfert werden sollte. Prometheus wurde gebeten, die Rolle des Schiedsrichters zu übernehmen, und er ersann eine List. Er zog dem Stier die Haut ab und zerlegte ihn. Aus der Haut nähte er zwei Säcke und stopfte den zerlegten Stier hinein. Der eine Sack enthielt alles Fleisch – versteckt im Magen, der ja der am wenigsten verlockende Teil des Tieres ist. Im anderen Sack waren die Knochen, versteckt unter einer reichen Schicht von Fett. Prometheus bot Zeus nun die Wahl an. Zeus wählte den Sack mit den Knochen und dem Fett. Er wurde sehr zornig darüber, so überlistet worden zu sein, und bestrafte Prometheus damit, daß er ihm verbot, den Menschen das Feuer zu bringen.

Prometheus jedoch wandte sich an Athene und bat um Einlaß zum Olymp durch eine geheime Tür. Sie erfüllte seinen Wunsch, und so konnte er am feurigen Wagen der Sonne eine Fackel entzünden und sie in die Markhöhle eines Riesenfenchels werfen. Auf diese Weise schenkte er den Menschen trotz des Verbotes das Feuer.

Der wütende Zeus bestrafte Prometheus fürchterlich. Er trieb einen Pfahl durch seine Brust und nagelte ihn damit an den Gipfel des Felsengebirges Kaukasus fest. Dann ließ er ihn jeden Tag von seinem Adler besuchen, der dem nackten, gefesselten Prometheus die unsterbliche Leber heraushackte, die allerdings nachts wieder nachwuchs.

Prometheus litt Höllenqualen, bis eines Tages Herakles auf seinem Weg in den Garten der Hesperiden den Adler mit einem Pfeil erlegte und Prometheus so von den Qualen erlöste, aber er konnte ihn nicht vollständig befreien.

Zeus erfuhr von einem Geheimnis, in dessen Besitz Prometheus war. Dadurch geriet Zeus in Abhängigkeit von Prometheus und war bereit, ihn für die Preisgabe des Geheimnisses zu erlösen. Allerdings – ganz so einfach ging es nicht. Prometheus mußte erst einen Ersatzmann für seine Qual und Strafe finden. In diesem Augenblick erschien Chiron, der weise Zentaur, der von einem vergifteten Pfeil unheilbar verwundet worden war. Chiron war der Lehrer der Heilkunst und war selbst unheilbar krank. Da er unsterblich war, fand Chiron kein Ende seines qualvollen Daseins und bat Zeus darum, an Stelle von Prometheus in den Tod und die Unterwelt gehen zu dürfen. Zeus erfüllte diesen Wunsch, und Prometheus war erlöst.

Dies ist, in wenigen und einfachen Worten erzählt, der Mythos von Prometheus. Wir wollen nun versuchen, in ebenso einfacher Sprache, den Gehalt an Wahrheit herauszufinden. Mythos heißt nämlich von seinem Wortstamm her: »das den wahren Sachverhalt erzählende Wort.«

Wie wir dir am Anfang schon darlegten, ist dieser Mythos von Prometheus voll von Symbolen. Es sind die Symbole der seelischen Struktur des Menschen. Genauso wie die Tarotkarten archetypische Erfahrungen des menschlichen Daseins darstellen, ist auch die Geschichte von Prometheus nichts anderes als ein Hinweis auf uns und unser Leben.

Du findest in Prometheus, den im voraus Wissenden, und Epimetheus, den im nachhinein Lernenden, zwei Pole – die Polarität der menschlichen Seele. Die beiden Brüder versinnbildlichen den Menschen an sich, und da sie zwei Titanen sind, zwei gefallene Götter also, ist hier wieder ein Hinweis auf unsere ursprüngliche Göttlichkeit. Titan, das bedeutet von seinem Wortstamm her »sich nach etwas Hohem recken und dafür bestraft werden«. Vielleicht erinnerst du dich an das Sprichwort: »Hochmut kommt vor dem Fall.«

Das gleiche kannst du erkennen, wenn du dir den Sündenfall im Paradies betrachtest: Adam und Eva essen von der verbotenen Frucht und werden dafür aus dem Paradies verjagt.

Die Titanen empörten sich also gegen die göttliche Ordnung und wurden dafür bestraft – sie wurden zu gefallenen Göttern. Wie du dich erinnerst, haben wir immer wieder versucht zu beleuchten, wie wir Menschen uns im Laufe unserer Verwicklungen auf allen Ebenen gegen die göttliche oder kosmische Ordnung wandten und uns dadurch abtrennten von der Lichtinformation und von der Göttlichkeit. Dadurch haben wir alle uns entschieden, in die Unwissenheit, in Krankheit, Elend und Leid zu fallen.

Die beiden Pole Epimetheus und Prometheus kannst du übrigens auch als Symbole für unser menschliches Gehirn, als Sitz unseres Bewußtseins, sehen. Prometheus würde hier unserer rechten Gehirnhälfte entsprechen. Dort sitzt das innere Wissen um die Zusammenhänge, unsere Intuition, der wir leider zu wenig vertrauen. Epimetheus ist der, der aus Schaden klug wird. Dies entspricht unserer linken Gehirnhälfte, dem linearen Denken, das, nachdem der Verstand genügend Schaden angerichtet hat, auch noch versucht, den Schaden logisch einzuordnen und kausal zu beheben. Genau das geschieht zur Zeit mit den Schäden, die wir mit unserem Intellekt und unserem materiellen Weltbild in unserem Körper und in unserer Umwelt angerichtet haben. Mit dem Intellekt allein, nur mit der linken Gehirnhälfte, können ganzheitliche, vernetzte Systeme nicht wieder in Ordnung gebracht werden. Hier müssen wir unser ganzes Hirn gebrauchen, also Prometheus und Epimetheus müssen sich zusammensetzen, um heilzuwerden und zu heilen.

Da ist noch eine Stelle im Prometheus-Mythos, die interessant ist in bezug auf die Trennung zwischen den Göttern und den sterblichen Menschen. Es handelt sich um die Angelegenheit mit dem zerlegten Stier. Wie du dich erinnerst, griff Prometheus zu einer List, um für Zeus das von den Menschen so begehrte Fleisch abstoßend zu machen – er versteckte es im unappetitlichen Magen des Tieres, und der Göttervater entschied sich für den anderen Sack, in dem die Knochen und das Fett versteckt waren. Du kannst sicher davon ausgehen, daß Zeus genau wußte, was er tat, auch wenn er den Wütenden und augenscheinlich Überlisteten spielte. Er war gar nicht daran interessiert, zum Fleisch zu greifen und dadurch auf der symbolischen Ebene »zum Fleisch zu werden«. Aus der Astrologie wissen wir, daß Knochen dem Prinzip des Saturn zugeordnet sind und Fett dem Prinzip des Jupiter. Um zur Göttlichkeit oder zur Erleuchtung zu gelangen, brauchst du einen erlösten Saturn, also Disziplin, Konzentrationsfähigkeit, Struktur, Klarheit und Verantwortungsbewußtsein, aber ebenso einen erlösten Jupiter, also Einsicht in die Sinnhaftigkeit des Daseins, Toleranz und Großzügigkeit. Zeus griff somit schon zum richtigen Sack, auch wenn der Inhalt im ersten Augenblick nicht so schmackhaft erscheint.

Wir wollen uns die Bestrafung des Prometheus betrachten. Du kannst sie als Symbol sehen für unsere Verwicklung und Verstrikkung in die vielen Schichten und Hüllen unseres Körpers mit seinen Begrenzungen und Blockaden. Als Prometheus den Menschen das Feuer brachte, begann menschliche Kultur und damit der Niedergang der Göttlichkeit. Das hat ganz konkret auch etwas mit dem Feuer in unserem Herd zu tun, denn menschliche Kultur und der Kochtopf hängen eng zusammen. Auf der Ebene des Kochtopfes haben wir die natürliche Ordnung der Nahrung zerstört und damit auch die natürliche Ordnung in unserem Körper. Wenn du jedoch das Feuer als Symbol für Geist, Intelligenz oder göttlichen Funken nimmst, siehst du, wie wenig wir Menschen es verstanden haben, mit diesem Feuer umzugehen. Unsere Intelligenz haben wir bisher hauptsächlich dazu benutzt, die natürliche Ordnung unseres Planeten zu zerstören.

Prometheus ist angekettet an den Kaukasus, Symbol für Materie in stark verdichteter Form. Dies entspricht dem unerlösten Saturn in der Astrologie und bedeutet absolute Starre und Verfestigung, auch Alter und Tod. Wir Menschen sind ebenfalls angekettet an die Materie – am stärksten verdichtet sind wir in den Knochen. Doch auch die Ablagerungen in den Arterien sind Saturnprinzip, das sich in starrem Denken und starren Ansichten äußert. Erlösen wir unseren Saturn, bedeutet das Klarheit und Reinheit des Geistes und Festigkeit der Knochenstruktur bei gleichzeitiger Beweglichkeit aller Gelenke. Das erreichst du auf der körperlichen Ebene durch Nahrung, die der natürlichen Ordnung entspricht. Der geistige Klärungsprozeß ist dann nur noch ein »Kinderspiel«, denn in einem gesunden Körper kann kein kranker Geist wohnen bleiben.

Prometheus bekommt täglich Besuch vom Adler des Zeus, der ihm die unsterbliche Leber aushackt, was für den angeketteten Titanen viel Schmerzen und Leid bedeutet. Der Adler, Symbol für die Zeugungsfunktion des Zeus, Symbol also für unsere Seele oder auch für unsere Bewußtheit um das Göttliche, frißt an unserer Leber. Sie schmerzt allerdings erst sehr spät. Lange zuvor gehen ständig Zellen lautlos und klaglos zugrunde durch die permanente Vergiftung unseres Organismus mit artfremden Eiweißen, zerstörten Molekülen, Stoffen, die ohne Leben, ohne natürliche Ordnung sind. Verzweifelt versucht unsere Leber zu retten, was zu retten ist, baut um, baut ab, lagert ein, doch allmählich schafft sie es nicht mehr. Sie verfettet, schwillt an, bekommt Narben, schrumpft, und irgendwann beginnt sie auch weh zu tun. Dann ist es aber meist zu spät. Nachts, immer dann, wenn wir von einem Leben in das nächste tauchen, regeneriert sich die Leber wieder, doch von Generation zu Generation gelingt es ihr immer schlechter. Es ist heute keine Seltenheit, daß Säuglinge mit schwer geschädigter Leber geboren werden.

Wenn der Adler vom Pfeil getötet ist, wenn also die Bewußtheit des Menschen um die Göttlichkeit völlig abgestorben ist, schmerzt den Menschen nichts mehr. Er ist wieder völlig Materie, wird von Mikroorganismen zerlegt und kehrt zurück in den Kreislauf der Natur. Erlösung bedeutet das für den Menschen jedoch immer noch nicht.

Erst als Chiron bereit ist, für Prometheus zu sterben, wird dieser völlig frei. Chiron, als Symbol für die Heilkunst, die selbst schwer angeschlagen ist, kann Prometheus, das Symbol für den gefallenen gottesähnlichen Menschen, erlösen, indem er sich opfert. Die Heilkunst, die Medizin, ist selbst unheilbar verwundet, aber wenn sie bereit ist, in ihrer jetzigen Form zu sterben, wird sich der Mensch endlich befreien können. Er wird erkennen, daß er selbst verantwortlich ist für seine Ankettung an den Kaukasus, daß er sich nur wieder öffnen muß für das Licht der göttlichen Ordnung, damit die Schattenbereiche im Körper durchleuchtet werden können. Wenn wir wieder das göttliche Feuer in unseren Körpern fühlen, werden wir lächeln über die kläglichen Versuche, mit dem Feuer unter unseren Kochtöpfen zur Glückseligkeit zu gelangen.

# Letzte Worte

Wir bieten dir mit diesem Buch die Synthese von Fasten und Essen an. Um dir diesen Themenkomplex näherzubringen, haben wir ihn in viele Einzelteile zerlegt, die du, so hoffen wir, gut aufnehmen und verdauen kannst.

Das Ganze ist immer bedeutend umfassender als die Summe der Einzelteile. Die Aufgabe, dir nun daraus für dich etwas Wohlschmeckendes zuzubereiten, können wir dir nicht abnehmen, und, wenn wir ehrlich sind, wir wollen es auch gar nicht.

Wir hoffen, du gehörst nicht zu den Menschen, die noch glauben, daß sie nur an Widerständen wachsen und nur durch leidvolle Erfahrung lernen können. Das ist nicht »nötig«, es geht auch ganz anders. Es ist möglich, in Offenheit und Freiheit zu lernen. Du kannst wachsen ohne Druck, wenn dir bewußt wird, daß du ihn nur durch deinen eigenen inneren Widerstand erzeugst.

Es gehört also Freiwilligkeit dazu, eine Menge Disziplin, aber auch Fülle und Ausdehnung, Arbeit zum genüßlichen Spiel werden zu lassen, alles Tun in Liebe zu verrichten. Dies bedeutet, daß du weit geöffnet bleibst für deine Lebensenergie. Du löst deine energieraubenden Blockaden, so daß du, wie es ursprünglich geplant war und in der Ordnung ist, Mittler bist zwischen der kosmischen Energie und unserem Planeten Erde. Das bedeutet, »Krone der Schöpfung« zu sein. So geschieht wahre Heilung, auch für unsere Erde.

Wir haben für uns erkannt, daß es eine hervorragende Möglichkeit sein kann, die inneren Widerstände durch bewußtes Fasten und Essen und durch Bewußtwerdung über die Symbolik der Lebensumstände aufzulösen. Wenn du das für dich ebenfalls als richtig erkennst, können wir dich ein Stück deines Lebens begleiten.

Es ist gleichgültig, womit du beginnst. Wenn du öfter fastest, kommt irgendwann der Punkt, wo du dich fragst, warum stopfe ich erst all das hinein, was ich dann unter Mühen wieder loslasse? Du durchläufst nebenbei deine Bewußtseinsprozesse, und deine Ernährungsgewohnheiten ändern sich. Wenn du gleich völlig auf Rohkost umsteigst, wirst du bald instinktiv spüren, wann du einige Zeit fasten möchtest. Das können nur wenige Tage sein. Dein Befinden wird dir sagen, wann du wieder Nahrung brauchst und welche.

Leben ist Bewegung, ist Tanzen, ist Freude und Lust. Es ist Zeit, daß du das erkennst und bereit bist, die Widerstände aufzugeben und die Wunder geschehen zu lassen – heute, jetzt!

Wir haben zahlreiche Wunder erlebt – bei uns und bei vielen unserer Klienten. Wir laden dich ein, auch in deinem Leben Wunder zu vollbringen. Wenn du dieser Einladung folgen willst, beginne jetzt damit, jetzt in diesem Augenblick und nicht irgendwann. Wunder wollen sichtbar werden, willst du sie auf der Warteliste stehen lassen?

Wir wünschen dir viel Freude auf deinem Weg mit Fasten und Essen.

## Dankbarkeit

Ich bin froh,
daß ich so bin,
wie ich bin.
Ich möchte gar nicht
anders sein.
Denn so, wie ich bin,
bin ich ständig im Wandel,
ständig anders.
Nichts ist so,
wie es war
und doch ist alles Gewesene
noch vorhanden.

# Literaturhinweise

Wir haben dir eine Auswahl von Büchern aufgelistet, die hilfreich auf deinem Weg sein können:


Bragg u. Bragg, *Gesund essen ohne Irrtümer,* Ritterhude 1990

Bragg u. Bragg, *Wasser, das größte Gesundheitsgeheimnis,* Ritterhude 1990

Burger, Guy Claude, *Die Rohkosttherapie,* München 1988

Dahlke, Rüdiger, *Bewußtes Fasten,* München

Dahlke, Rüdiger, *Der Mensch und die Welt sind eins,* München 1987

Dethlefsen/Dahlke, *Krankheit als Weg,* München 1983

Dethlefsen, *Schicksal als Chance,* München 1979

Diamond, John, *Die heilende Kraft der Emotionen,* Freiburg 1987

Enders/Schimmel, *Das Mysterium der Zahl,* Köln 1986

Fischer-Rizzi, Susanne, *Himmlische Düfte,* München 1989

Fry/Shelton u. a., *Reines Wasser für die Gesundheit,* Ritterhude 1989

Gawain, Shakti, *Leben im Licht,* München 1987

Heidemann, Christel, *Meridiantherapie,* Freiburg 1981

Hay, Louise, *Heile deinen Körper,* Freiburg 1983

Kelder, Peter, *Die Fünf »Tibeter«,* Wessobrunn 1989

Klein/Dahlke, *Das senkrechte Weltbild,* München 1986

Kushi, Michio, *Do-In-Buch,* Südergellersen 1987

Langer, Manfred G., *Sonnenkost,* Ritterhude 1990

Lebenskunde e. V., *Studienreihe für Gesundheitspraktiker,* Worpswede 1989/1990

Lebensmittel-Kombinations-Tabelle, Waldthausenverlag

Leuenberger, Hans-Dieter, *Schule des Tarot,* Freiburg 1981

Leuenberger, Hans-Dieter, *Das ist Esoterik,* Freiburg 1985

Naslednikov, Margo, *Tantra – Weg der Ekstase,* West-Berlin 1985

Peiter, Jamila, *Die Heilkraft der Ernährung*, Königstein 1989
Powers, Rhea, *Aufruf an die Lichtarbeiter*, Planegg 1987
Powers, Rhea, *Zeit zur Freude*, Planegg 1987
Sharamon/Baginski, *Reiki*, Essen 1985
Sharamon/Baginski, *Das Chakra-Handbuch*, Durach 1989
Strzempa-Depré, Michael, *Die Physik der Erleuchtung*, München 1988
Uyldert, Mellie, *Verborgene Kräfte der Metalle*, München 1984
Wandmaker, Helmut, *Willst du gesund sein, vergiß den Kochtopf*, Ritterhude 1990
Weise, Devanando O, *Harmonische Ernährung*, München 1990

## Unsere Vision vom Menschsein

Du erkennst, daß deine Probleme, deine Lebensumstände, Krankheit und Schicksalsschläge, Möglichkeiten für dein inneres Wachstum sind. Du übernimmst die Verantwortung dafür und willst wissen, was diese Symbole dir sagen wollen.

Du hast den Wunsch, dein Leben in deine Hand zu nehmen und neu zu gestalten. Du möchtest bewußter Schöpfer deiner eigenen Realität sein. Du bist bereit, Wunder in deinem Leben zuzulassen.

Für Menschen, die auf dem Weg zu diesen Zielen sind, ist unsere Arbeit in Gruppen und Einzelsitzungen entstanden.

Resonanzgruppe I: *Energie- und Körperarbeit*
Resonanzgruppe II: *Fasten und Essen*
Resonanzgruppe III: *Die heilenden Kräfte des Tarot*
Ausbildungsreihe: *»Meisterschaft des Lebens«*

Willst du mehr über unsere Arbeit erfahren?
Unsere Adresse:

Resonanz, das Zentrum für holistische
Behandlung und Begegnung
Collinistr. 28
6800 Mannheim 1
Tel. 0621/10 51 04